DIETA

ANTINFIAMMATORIA

IL POTERE DELLA SALUTE!

2 LIBRI IN 1

Rafforza il tuo sistema immunitario,
riduci l'infiammazione e riattiva il tuo
metabolismo per perdere peso e
vivere in modo sano.
Include **100 ricette facili!**

Di <u>Marta Flores</u>

INDICE

CAPITOLO 1: RISVEGLIO DELLA SALUTE: ILLUMINARE LA VIA CON LA DIETA ANTINFIAMMATORIA

DEFINIZIONE E PRINCIPI DELLA DIETA ANTINFIAMMATORIA

La dieta antinfiammatoria è un approccio alimentare focalizzato sul consumo di cibi che aiutano a ridurre l'infiammazione sistemica nel corpo. Questo tipo di dieta non è solo un regime temporaneo, ma un cambiamento di stile di vita che incoraggia scelte alimentari più salutari e consapevoli. L'infiammazione è una reazione naturale del sistema immunitario a infezioni o lesioni, ma quando diventa cronica, può portare a una serie di problemi di salute come malattie cardiovascolari, artrite, e anche alcuni tipi di cancro.

Il principio fondamentale della dieta antinfiammatoria si basa sulla comprensione che certi cibi possono promuovere o ridurre l'infiammazione. Alimenti ricchi di zuccheri raffinati, grassi saturi e trans, e ad alto contenuto di carboidrati raffinati tendono a stimolare processi infiammatori, mentre cibi ricchi di nutrienti come acidi grassi omega-3, fibre, antiossidanti e fitonutrienti hanno effetti antinfiammatori.

L'adozione di una dieta antinfiammatoria inizia con la scelta di alimenti che sono naturalmente ricchi di questi composti benefici. Questo include un ampio consumo di frutta e verdura, soprattutto quelle colorate come bacche, melograni e verdure a foglia verde. Questi alimenti sono noti per il loro alto contenuto di antiossidanti, che aiutano a neutralizzare i radicali liberi nel corpo, riducendo così l'infiammazione.

Anche i grassi sani svolgono un ruolo cruciale in questa dieta. Gli acidi grassi omega-3, presenti nel pesce grasso come salmone e sgombro, nei semi di lino, e nelle noci, sono particolarmente efficaci nel combattere l'infiammazione. Al contrario, si consiglia di limitare il consumo di grassi saturi e trans, che si trovano in alimenti come carni rosse, burro, e cibi fritti o trasformati.

I cereali integrali sono un altro pilastro della dieta antinfiammatoria. A differenza dei loro omologhi raffinati, i cereali integrali conservano tutte le parti nutrienti del seme, fornendo un'abbondanza di fibre, vitamine e minerali. Le fibre aiutano a ridurre l'infiammazione regolando la digestione e mantenendo stabili i livelli di zucchero nel sangue.

Le proteine magre, come il pollo, il tacchino

e le leguminose, sono preferite alle carni rosse e lavorate. Queste fonti di proteine forniscono i nutrienti essenziali senza il contenuto di grassi saturi che può contribuire all'infiammazione.

Un aspetto importante della dieta antinfiammatoria è anche l'uso di erbe e spezie, come curcuma, zenzero e aglio, che sono noti per le loro proprietà antinfiammatorie. Inoltre, la dieta promuove l'assunzione di tè verde e cioccolato fondente (con alta percentuale di cacao), entrambi ricchi di antiossidanti.

Infine, la dieta antinfiammatoria incoraggia a ridurre il consumo di alcol e cibi processati, che possono contribuire all'infiammazione e a disturbi della salute. Anche il modo in cui i cibi vengono preparati è importante: cucinare a basse temperature e utilizzare metodi come la cottura a vapore o al forno sono preferibili rispetto alla frittura.

In sintesi, la dieta antinfiammatoria non è solo un elenco di cibi da mangiare e da evitare; è un approccio olistico alla nutrizione che enfatizza il consumo di alimenti integrali, nutrienti e naturali, mentre riduce quelli che possono causare o aggravare l'infiammazione. Questo stile di vita alimentare mira a supportare la salute generale, migliorare il benessere e ridurre il rischio di malattie correlate all'infiammazione cronica.

STORIA E ORIGINI DELLA DIETA ANTINFIAMMATORIA

La storia e le origini della dieta antinfiammatoria affondano le radici in una miscela di antiche tradizioni alimentari e scoperte mediche moderne. Questo approccio dietetico è frutto di secoli di osservazioni empiriche e di progressi scientifici che hanno evidenziato il legame diretto tra alimentazione e infiammazione.

In molte culture antiche, l'alimentazione era già intuitivamente correlata al mantenimento della salute e al trattamento di varie malattie. Ad esempio, nella medicina ayurvedica indiana e nella medicina tradizionale cinese, gli alimenti venivano scelti non solo per nutrire il corpo, ma anche per equilibrare gli elementi vitali e curare squilibri specifici, molti dei quali possono essere ricondotti a stati infiammatori. Alimenti come zenzero, curcuma e varie erbe erano già usati per le loro proprietà curative, inclusa la capacità di combattere l'infiammazione.

Nel mondo occidentale, il collegamento tra dieta e infiammazione ha iniziato a emergere con maggiore chiarezza nel XX secolo, quando ricercatori e medici hanno iniziato a studiare più a fondo l'effetto degli alimenti sul corpo umano. Uno dei primi e più influenti studi in questo campo è stato quello del Dr. Ancel Keys sulla dieta mediterranea negli anni '50 e '60. Keys ha osservato che le popolazioni del bacino del Mediterraneo, che consumavano abbondanti quantità di frutta, verdura, cereali integrali, legumi, noci, pesce e olio d'oliva, mostravano tassi significativamente inferiori di malattie cardiache rispetto a quelle di paesi come gli Stati Uniti, dove le diete erano più ricche di grassi saturi e zuccheri.

Queste scoperte hanno posto le basi per una comprensione più profonda del ruolo degli alimenti nella prevenzione dell'infiammazione cronica. La ricerca ha dimostrato che una dieta ricca di grassi saturi e zuccheri raffinati non solo contribuisce all'obesità e alle malattie cardiache, ma anche al rilascio di molecole pro-infiammatorie, aggravando condizioni come l'artrite, l'asma e persino alcune forme di cancro.

Negli ultimi decenni, il concetto di dieta antinfiammatoria è diventato sempre più popolare, grazie anche all'attenzione crescente sulla prevenzione delle malattie attraverso scelte di vita sane. Gli studi hanno continuato a evidenziare il potere degli alimenti antinfiammatori, come gli acidi grassi omega-3 trovati nel pesce e nei semi di lino, gli antiossidanti presenti in abbondanza in frutta e verdura, e i fitonutrienti trovati in erbe e spezie.

Inoltre, la crescente comprensione dell'importanza del microbioma intestinale nella salute generale ha ulteriormente rafforzato l'importanza della dieta antinfiammatoria. Gli alimenti ricchi di fibre, come i cereali integrali e i legumi, si sono dimostrati essenziali per mantenere un equilibrio sano di batteri nell'intestino, che a sua volta può influenzare positivamente l'infiammazione e il sistema immunitario.

Oggi, la dieta antinfiammatoria rappresenta un incontro tra antica saggezza e moderna scienza nutrizionale. È vista non solo come un mezzo per gestire o prevenire malattie specifiche, ma come un approccio olistico per migliorare la salute e il benessere generale. Continua ad evolversi grazie alle ricerche in corso e all'interesse crescente per l'importanza dell'alimentazione nella prevenzione delle malattie e nella promozione di uno stile di vita sano e sostenibile.

BENEFICI PER LA SALUTE E PREVENZIONE DELLE MALATTIE

Il concetto di dieta antinfiammatoria si concentra non solo sull'alleviamento dei sintomi dell'infiammazione, ma anche sulla prevenzione di una vasta gamma di malattie croniche e sull'incremento generale del benessere. Uno dei principali benefici di questa dieta è la sua capacità di ridurre il rischio di malattie cardiovascolari. Grazie alla riduzione dell'assunzione di grassi saturi e trans e all'aumento di alimenti ricchi di acidi grassi omega-3, la dieta antinfiammatoria contribuisce a migliorare la salute del cuore. Questi cambiamenti alimentari possono abbassare i livelli di colesterolo cattivo (LDL), diminuire la pressione sanguigna e ridurre il rischio di formazione di placche arteriose.

Inoltre, la dieta antinfiammatoria gioca un ruolo cruciale nel controllo e nella prevenzione del diabete di tipo 2. Gli alimenti a basso indice glicemico, come i cereali integrali e le verdure a foglia verde, aiutano a mantenere stabili i livelli di zucchero nel sangue. Questo è fondamentale non solo per chi soffre di diabete, ma anche per prevenirne l'insorgenza. La fibra, presente in abbondanza in questi alimenti, migliora anche la sensibilità all'insulina, un fattore chiave nella gestione del diabete.

La dieta antinfiammatoria ha mostrato benefici anche nella lotta contro l'obesità. Alimenti ricchi di nutrienti e bassi in calorie, come frutta e verdura, possono aiutare a ridurre il peso corporeo e a mantenere un peso salutare nel lungo termine. Questo non solo migliora l'autostima e la qualità della vita, ma riduce anche il rischio di una serie di problemi di salute associati all'obesità, come l'artrite, l'apnea del sonno e alcuni tipi di cancro.

Un altro vantaggio importante della dieta antinfiammatoria è il suo impatto sul sistema immunitario. Alimenti ricchi di antiossidanti, come bacche, noci e verdure verdi, aiutano a rafforzare le difese naturali del corpo contro le infezioni e le malattie. Inoltre, la riduzione dell'infiammazione sistemica può essere particolarmente benefica per coloro che soffrono di malattie autoimmuni, come la psoriasi, il morbo di Crohn e la sclerosi multipla.

La salute del cervello è un altro campo in cui la dieta antinfiammatoria mostra notevoli benefici. Studi hanno collegato l'alimentazione antinfiammatoria con una riduzione del rischio di disturbi neurodegenerativi, come l'Alzheimer e il Parkinson. Alimenti ricchi di acidi grassi omega-3, come il pesce, e quelli con alti livelli di antiossidanti sono fondamentali per mantenere la salute del cervello e migliorare la funzione cognitiva.

Infine, la dieta antinfiammatoria può avere un impatto positivo sulla salute dell'apparato digerente. Gli alimenti ricchi di fibre, come frutta, verdura e cereali integrali, favoriscono una sana digestione e aiutano a prevenire disturbi come la sindrome dell'intestino irritabile e la diverticolite. La dieta contribuisce anche a un microbioma intestinale equilibrato, che è essenziale per la salute generale e il benessere.

In sintesi, adottare una dieta antinfiammatoria può portare a una serie di benefici per la salute, dalla prevenzione di malattie croniche al miglioramento della qualità della vita. Questo approccio alimentare enfatizza l'importanza di una nutrizione equilibrata e consapevole come fondamento per una vita sana e attiva.

TESTIMONIANZE E CASI DI STUDIO

La dieta antinfiammatoria ha guadagnato popolarità e riconoscimento non solo attraverso ricerche scientifiche, ma anche attraverso innumerevoli testimonianze personali e studi di caso che dimostrano il suo impatto positivo sulla salute individuale. Queste storie forniscono esempi concreti di come cambiare l'alimentazione possa trasformare la vita delle persone.

Uno dei casi più significativi è quello di individui affetti da artrite reumatoide, una malattia autoimmune caratterizzata da infiammazione cronica delle articolazioni. Molti pazienti hanno riferito una notevole riduzione del dolore e dell'infiammazione, nonché un miglioramento della mobilità, dopo aver adottato una dieta antinfiammatoria. Alcuni studi hanno documentato casi in cui i pazienti hanno potuto ridurre la loro dipendenza dai farmaci anti-infiammatori e steroidi grazie a un'alimentazione mirata.

Un altro esempio è fornito da persone che soffrono di malattie infiammatorie intestinali, come il morbo di Crohn e la colite ulcerosa. La dieta antinfiammatoria, eliminando alimenti che possono aggravare i sintomi e enfatizzando quelli che supportano la salute intestinale, ha aiutato molti pazienti a gestire meglio le loro condizioni, riducendo la frequenza e la gravità degli episodi infiammatori.

Le testimonianze di individui con pregressi problemi cardiaci sono altrettanto impressionanti. Molti hanno riportato miglioramenti nella pressione sanguigna, nei livelli di colesterolo e nella salute cardiovascolare generale dopo aver adottato una dieta antinfiammatoria. Questi cambiamenti sono spesso accompagnati da una riduzione del peso corporeo e da una maggiore energia, migliorando ulteriormente il benessere generale.

Nella sfera della salute mentale, ci sono stati

casi di persone che hanno sperimentato un miglioramento dell'umore e una riduzione dei sintomi di ansia e depressione. Sebbene la ricerca in questa area sia ancora in fase di sviluppo, le testimonianze suggeriscono che una dieta ricca di nutrienti antinfiammatori possa avere un effetto benefico sul benessere mentale.

Anche nel campo della prevenzione del diabete, la dieta antinfiammatoria ha mostrato risultati promettenti. Alcuni studi di caso hanno evidenziato come individui a rischio di diabete di tipo 2 abbiano potuto evitare la malattia o gestirla meglio attraverso cambiamenti dietetici. Questi casi spesso includono miglioramenti nella sensibilità all'insulina e nei livelli di glucosio nel sangue.

Queste testimonianze e studi di caso, pur essendo aneddotici, offrono un quadro potente e motivante dei potenziali benefici della dieta antinfiammatoria. Forniscono speranza e ispirazione per coloro che cercano di migliorare la propria salute attraverso cambiamenti nell'alimentazione e nello stile di vita. È importante sottolineare, tuttavia, che mentre la dieta può avere un impatto significativo sulla salute, non sostituisce il trattamento medico convenzionale. È sempre consigliabile consultare un medico o un nutrizionista prima di apportare modifiche sostanziali alla dieta, soprattutto per coloro che hanno condizioni mediche preesistenti.

CONFRONTO CON ALTRE DIETE

Nel panorama delle diete salutistiche, la dieta antinfiammatoria si distingue per il suo focus specifico sulla riduzione dell'infiammazione e sulla prevenzione delle malattie. Per comprendere meglio il suo posizionamento, è utile esaminare il confronto con altre popolari diete e regimi alimentari.

Dieta Mediterranea: Spesso considerata una delle diete più salutari, la dieta mediterranea condivide molte similitudini con l'approccio antinfiammatorio. Entrambe enfatizzano il consumo di frutta, verdura, cereali integrali, legumi, noci e grassi sani come l'olio d'oliva. Tuttavia, la dieta antinfiammatoria pone un accento maggiore sull'eliminazione o sulla riduzione degli alimenti che possono causare infiammazione, come i latticini e la carne rossa, che sono invece accettati, seppur con moderazione, nella dieta mediterranea.

Dieta Chetogenica: La dieta chetogenica, nota per il suo alto contenuto di grassi e il basso apporto di carboidrati, mira a indurre uno stato di chetosi nel corpo per favorire la perdita di peso. Sebbene possa avere benefici a breve termine per la perdita di peso, la dieta chetogenica può includere alimenti ricchi di grassi saturi e trans, che sono limitati nella dieta antinfiammatoria a causa del loro potenziale effetto pro-infiammatorio.

Dieta Vegana: La dieta vegana elimina tutti i prodotti animali, concentrando l'alimentazione su piante e alimenti vegetali. Mentre condivide con la dieta antinfiammatoria l'enfasi su frutta e verdura, può a volte mancare di alcuni nutrienti essenziali come gli omega-3, presenti in abbondanza nel pesce, che sono cruciali per combattere l'infiammazione. La dieta antinfiammatoria, pur favorendo i prodotti vegetali, non esclude completamente i prodotti animali, ma raccomanda fonti proteiche magre e pesce ricco di omega-3.

Dieta Paleo: La dieta Paleo si concentra sul consumo di alimenti che presumibilmente erano disponibili per gli antenati umani del Paleolitico, come carne, pesce, frutta e verdura, escludendo cereali, legumi e latticini. A differenza della dieta antinfiammatoria, la Paleo non pone un'enfasi specifica sulla scelta di alimenti in base al loro potenziale antinfiammatorio o pro-infiammatorio, e può includere alcune fonti di grassi e proteine che la dieta antinfiammatoria limiterebbe.

Dieta a Basso Indice Glicemico: Questa dieta si concentra sulla scelta di cibi che hanno un basso impatto sui livelli di glucosio nel sangue. Sebbene ci sia una sovrapposizione con la dieta antinfiammatoria in termini di incoraggiare l'assunzione di cereali integrali e ridurre i carboidrati raffinati, la dieta a basso indice glicemico non si concentra specificamente sull'infiammazione.

In conclusione, mentre ci sono molte somiglianze tra la dieta antinfiammatoria e altre diete popolari, il suo distintivo focus sull'infiammazione la rende unica. Questo approccio considera non solo il valore nutrizionale degli alimenti, ma anche il loro impatto sull'infiammazione del corpo, offrendo così un percorso olistico per il mantenimento della salute e la prevenzione delle malattie.

CAPITOLO 2: METABOLISMO E IMMUNITÀ: ALLEATI DELLA VITA

FONDAMENTI DEL METABOLISMO E DEL SISTEMA IMMUNITARIO

Il metabolismo e il sistema immunitario sono due componenti fondamentali del nostro benessere e salute. Essi lavorano in modo intricato per mantenere il corpo in uno stato di equilibrio e protezione contro le malattie. Per comprendere il loro ruolo e la loro interazione, è importante esplorare i loro fondamenti e meccanismi.

Il metabolismo si riferisce all'insieme di reazioni chimiche che avvengono all'interno delle cellule del nostro corpo. Queste reazioni sono essenziali per convertire il cibo in energia, per costruire e riparare i tessuti e per eliminare i rifiuti. Il metabolismo può essere suddiviso in due categorie: catabolismo, che decompone le molecole per produrre energia, e anabolismo, che utilizza l'energia per costruire componenti cellulari come proteine e acidi nucleici. La velocità del metabolismo, o tasso metabolico, è influenzata da vari fattori, tra cui l'età, il sesso, la genetica, l'attività fisica e la dieta.

Il sistema immunitario, d'altra parte, è la difesa del corpo contro gli agenti infettivi e le sostanze estranee. È composto da una rete complessa di cellule, tessuti e organi che lavorano insieme per identificare e combattere patogeni come virus, batteri e parassiti. Il sistema immunitario può essere diviso in due parti: l'immunità innata e l'immunità adattativa. L'immunità innata fornisce una risposta immediata ma non specifica contro gli agenti patogeni, mentre l'immunità adattativa sviluppa una risposta mirata e a lungo termine, memorizzando le informazioni sui patogeni incontrati per proteggere efficacemente il corpo in futuro.

Il legame tra metabolismo e sistema immunitario è profondamente radicato. Il metabolismo non solo fornisce l'energia necessaria per il funzionamento del sistema immunitario, ma i prodotti intermedi del metabolismo possono influenzare direttamente le risposte immunitarie. Ad esempio, alcuni metaboliti possono agire come segnali che attivano o sopprimono specifiche funzioni immunitarie. Inoltre, il metabolismo delle cellule immunitarie può cambiare in risposta a un'infezione, alterando così la loro capacità di rispondere efficacemente.

Allo stesso modo, il sistema immunitario può influenzare il metabolismo. Durante un'infezione o un'infiammazione, il sistema immunitario rilascia citochine e altre molecole che possono modificare il metabolismo in tutto il corpo. Queste modifiche possono includere l'aumento della produzione di calore, un cambiamento nel modo in cui il corpo utilizza i nutrienti e un aumento della riparazione dei tessuti.

Un esempio di questa interazione si verifica durante una malattia infettiva. La febbre, un comune sintomo di infezione, è il risultato di cambiamenti nel set point termico del corpo, mediati dalle citochine. Questo aumento della temperatura corporea può aiutare a inibire la crescita di alcuni patogeni e potenziare la risposta immunitaria.

Un altro aspetto importante è il ruolo della dieta e della nutrizione. Una dieta equilibrata fornisce i nutrienti essenziali che supportano sia il metabolismo che il sistema immunitario. Nutrienti come le vitamine A, C, D e E, i minerali come lo zinco e il selenio, e gli acidi grassi omega-3, hanno ruoli vitali nel mantenere un sistema immunitario sano e un metabolismo efficiente.

In sintesi, il metabolismo e il sistema immunitario sono strettamente intrecciati e lavorano in armonia per mantenere la salute e combattere le malattie. Un disturbo in uno di questi sistemi può influenzare l'altro, sottolineando l'importanza di un approccio olistico che consideri entrambi in termini di scelte di vita e di interventi medici.

IMPATTO DELLA DIETA ANTINFIAMMATORIA SU METABOLISMO E IMMUNITÀ

La dieta antinfiammatoria ha un impatto significativo sia sul metabolismo che sul sistema immunitario. Questo regime alimentare, focalizzato sull'assunzione di alimenti che riducono l'infiammazione, non solo migliora la salute generale, ma interagisce direttamente con i meccanismi metabolici e immunitari del corpo.

Effetto sul Metabolismo: Uno dei principali vantaggi della dieta antinfiammatoria è la sua capacità di modulare il metabolismo. Gli alimenti antinfiammatori, come frutta e verdura fresca, cereali integrali, e grassi sani, possono aiutare a regolare il tasso metabolico. Essi contribuiscono a una migliore gestione del peso, aumentando il metabolismo basale e promuovendo una maggiore efficienza nella conversione del cibo in energia. Inoltre, questi alimenti possono migliorare la sensibilità all'insulina e ridurre la resistenza all'insulina, un fattore chiave nel controllo del diabete di tipo 2. La fibra presente in molti di questi alimenti aiuta anche a regolare la digestione e l'assorbimento dei nutrienti, favorendo un metabolismo sano.

Influenza sul Sistema Immunitario: La dieta antinfiammatoria ha un ruolo cruciale nel rafforzamento del sistema immunitario. Gli alimenti ricchi di antiossidanti, come frutta e verdura colorate, aiutano a neutralizzare i radicali liberi e a ridurre lo stress ossidativo, un fattore chiave nell'infiammazione cronica. Alimenti come aglio, zenzero, curcuma, e pesce ricco di omega-3 possiedono proprietà antinfiammatorie naturali che possono aiutare a calmare le reazioni immunitarie eccessive e a ridurre l'infiammazione cronica. Questi alimenti possono anche aiutare a prevenire o gestire malattie autoimmuni, dove il sistema immunitario attacca erroneamente le cellule sane del corpo.

Sinergia tra Dieta e Funzione Immunitaria: La dieta antinfiammatoria non solo fornisce i nutrienti necessari per un sistema immunitario efficiente, ma favorisce anche un equilibrio nel microbioma intestinale. Un intestino sano è fondamentale per un sistema immunitario robusto, poiché circa il

70% delle cellule immunitarie si trova nell'intestino. Una dieta ricca di fibre, prebiotici e probiotici può migliorare la salute intestinale e, di conseguenza, la funzione immunitaria. Inoltre, la riduzione dell'assunzione di zuccheri raffinati e cibi processati, che possono promuovere la crescita di batteri nocivi nell'intestino, è essenziale per mantenere l'equilibrio del microbioma.

Effetti a Lungo Termine: Adottare una dieta antinfiammatoria può avere benefici duraturi su metabolismo e immunità. Una riduzione dell'infiammazione sistemica può diminuire il rischio di sviluppare malattie croniche come il diabete di tipo 2, le malattie cardiache, e alcuni tipi di cancro. Inoltre, un sistema immunitario ben funzionante può proteggere meglio il corpo da infezioni e malattie.

In conclusione, la dieta antinfiammatoria

non solo aiuta a ridurre l'infiammazione, ma ha un impatto positivo sul metabolismo e sul sistema immunitario. Attraverso la scelta di alimenti nutrienti e antinfiammatori, si può promuovere una salute ottimale, migliorare la risposta immunitaria e mantenere un metabolismo efficiente. Questo approccio dietetico sottolinea l'importanza dell'alimentazione nel supportare le funzioni corporee essenziali e nel prevenire le malattie.

STRATEGIE ALIMENTARI PER RAFFORZARE IL SISTEMA IMMUNITARIO

Nel contesto della dieta antinfiammatoria, esistono specifiche strategie alimentari che possono contribuire a rafforzare il sistema immunitario. Una nutrizione adeguata è fondamentale per il funzionamento ottimale del sistema immunitario, poiché fornisce i nutrienti essenziali necessari per costruire e mantenere le difese del corpo. Di seguito sono descritte alcune delle strategie più efficaci.

1. **Includere una Varietà di Frutta e Verdura:** Una dieta ricca di frutta e verdura fornisce vitamine, minerali e antiossidanti che sono cruciali per sostenere il sistema immunitario. Vitamina C, presente in agrumi, peperoni e kiwi, è noto per il suo ruolo nel rafforzare la risposta immunitaria. Allo stesso modo, la vitamina A, trovata in alimenti come carote, patate dolci e zucca, è essenziale per mantenere le mucose sane, una prima linea di difesa contro i patogeni.

2. **Consumare Alimenti Ricchi di Omega-3:** Gli acidi grassi Omega-3, presenti nel pesce grasso come salmone e sgombro, nelle noci e nei semi di lino, sono noti per le loro proprietà anti-

infiammatorie, esse possono ridurre l'infiammazione nel corpo e possono aiutare a modulare la risposta immunitaria, riducendo il rischio di reazioni immunitarie eccessive.

3. **Integrare Probiotici e Prebiotici:** La salute intestinale gioca un ruolo cruciale nella funzione immunitaria. Integrare la dieta con alimenti ricchi di probiotici, come yogurt, kefir e crauti, può aiutare a mantenere un microbioma intestinale sano. Allo stesso tempo, i prebiotici presenti in alimenti come aglio, cipolle e asparagi nutrono i batteri benefici nell'intestino, rafforzando ulteriormente il sistema immunitario.

4. **Includere Spezie e Erbe nelle Ricette**: Spezie come zenzero, curcuma e aglio non solo aggiungono sapore ai pasti, ma hanno anche proprietà

antinfiammatorie e immunomodulanti. La curcuma, ad esempio, contiene curcumina, un composto con potenti effetti anti-infiammatori.

5. **Limitare l'Assunzione di Zuccheri e Alimenti Processati:** Gli zuccheri raffinati e gli alimenti processati possono contribuire all'infiammazione e indebolire il sistema immunitario. Ridurre il loro consumo può aiutare a ridurre l'infiammazione e supportare le funzioni immunitarie.

6. **Aumentare l'Assunzione di Fibre:** Le fibre, presenti in alimenti come cereali integrali, legumi, frutta e verdura, sono essenziali per una buona salute intestinale. Un intestino sano è fondamentale per un sistema immunitario efficace, poiché gran

parte del sistema immunitario è situato nell'intestino.

7. **Mantenere una Buona Idratazione:** L'acqua svolge un ruolo essenziale nel trasporto dei nutrienti, nella rimozione dei rifiuti e nel supporto delle funzioni cellulari, comprese quelle del sistema immunitario. Mantenere un'adeguata idratazione è fondamentale per il corretto funzionamento di tutti i sistemi del corpo.

In conclusione, adottare queste strategie alimentari può rafforzare significativamente il sistema immunitario. Una dieta antinfiammatoria, ricca di nutrienti essenziali, può non solo migliorare la risposta immunitaria, ma anche promuovere una salute generale ottimale. Questo approccio olistico all'alimentazione sottolinea l'importanza di una dieta equilibrata e varia per sostenere il sistema immunitario e mantenere il corpo in uno stato di salute e benessere.

RICERCA SCIENTIFICA E STUDI DI CASO

La dieta antinfiammatoria ha attirato l'attenzione della comunità scientifica, portando a una serie di ricerche e studi di caso che ne confermano l'efficacia e i benefici. Queste ricerche sono fondamentali per comprendere meglio come le scelte alimentari influenzino il metabolismo e il sistema immunitario, e per fornire una base solida per raccomandazioni dietetiche basate su evidenze.

Uno degli studi più significativi nel campo della dieta antinfiammatoria riguarda la sua efficacia nel ridurre i sintomi di malattie infiammatorie croniche, come l'artrite reumatoide. In uno studio, i pazienti affetti da artrite reumatoide che hanno seguito una dieta antinfiammatoria hanno riferito una riduzione significativa del dolore, dell'infiammazione e della rigidità articolare. Inoltre, alcuni partecipanti hanno potuto ridurre o eliminare l'uso di farmaci anti-infiammatori.

Un altro ambito di ricerca ha esplorato l'effetto della dieta antinfiammatoria sulla salute cardiovascolare. Studi hanno dimostrato che un'alimentazione ricca di acidi grassi omega-3, fibre e antiossidanti può ridurre significativamente il rischio di malattie cardiache. In particolare, l'assunzione elevata di frutta e verdura, come parte di una dieta antinfiammatoria, è stata associata a una diminuzione della pressione arteriosa e a una migliorata funzione endoteliale.

La ricerca ha anche indagato l'impatto della dieta antinfiammatoria sul diabete di tipo 2. Una dieta ricca di alimenti antinfiammatori, in particolare quelli con un basso indice glicemico, è stata collegata a un miglior controllo della glicemia e a una ridotta resistenza all'insulina. Ciò suggerisce che la dieta antinfiammatoria potrebbe essere un'efficace strategia dietetica per la gestione e la prevenzione del diabete.

Studi di caso specifici hanno evidenziato l'effetto benefico della dieta antinfiammatoria su individui con condizioni autoimmuni, come il morbo di Crohn e la colite ulcerosa. Alcuni pazienti hanno sperimentato una riduzione dei sintomi e una minor frequenza di riacutizzazioni della malattia, suggerendo che la dieta può giocare un ruolo nel controllo dell'infiammazione intestinale.

Inoltre, la ricerca ha esaminato l'effetto della dieta antinfiammatoria sulla salute mentale e cognitiva. Alcuni studi hanno suggerito che una dieta ricca di alimenti antinfiammatori può avere effetti positivi sul benessere mentale, riducendo i sintomi di depressione e ansia e migliorando la funzione cognitiva, in particolare negli anziani.

In conclusione, la ricerca scientifica e i vari studi di caso hanno fornito prove convincenti dei benefici della dieta antinfiammatoria. Questi studi non solo confermano l'efficacia di tale dieta nel ridurre l'infiammazione e migliorare diverse condizioni di salute, ma offrono anche una guida preziosa per l'adozione di scelte alimentari più sane. Come sempre, è importante ricordare che la dieta antinfiammatoria dovrebbe essere integrata con altre pratiche salutari e, in caso di condizioni mediche, deve essere seguita sotto la guida di professionisti della salute.

PIANI ALIMENTARI E CONSIGLI PRATICI

Per massimizzare i benefici della dieta antinfiammatoria, è essenziale adottare piani alimentari ben strutturati e seguire alcuni consigli pratici. Un piano alimentare efficace dovrebbe essere equilibrato, vario e adattabile alle esigenze individuali, garantendo al contempo l'assunzione di nutrienti antinfiammatori essenziali. Ecco alcuni consigli e strategie per implementare la dieta antinfiammatoria nella vita quotidiana.

1. **Pianificazione dei Pasti:** Iniziare pianificando i pasti settimanali. Questo aiuta a garantire che si includano una varietà di alimenti antinfiammatori e si evitino scelte alimentari poco salutari all'ultimo minuto. Concentrarsi su piatti che combinano verdure, proteine magre, grassi sani e cereali integrali.

2. **Colazione Nutriente:** Iniziare la giornata con una colazione che includa alimenti antinfiammatori. Ad esempio, optare per frullati di frutta e verdura, porridge di avena con bacche e semi di lino, o uova con spinaci e avocado.

3. **Pranzi e Cene Equilibrati:** Per pranzi e cene, preparare piatti che includano una buona fonte di proteine magre (come pollo, pesce o legumi), abbondanti verdure (sia crude che cotte) e una porzione moderata di cereali integrali o tuberi.

4. **Snack Salutari:** Avere a portata di mano snack salutari come frutta fresca, noci, hummus con verdure crude, o yogurt greco. Questi snack possono aiutare a mantenere stabili i livelli di energia e a evitare scelte alimentari meno salutari.

5. **Idratazione Adeguata:** Bere molta acqua durante il giorno. L'acqua aiuta a eliminare le tossine dal corpo e supporta tutte le funzioni corporee, compreso il sistema immunitario.

6. **Cottura Sana:** Utilizzare metodi di cottura sani come grigliare, cuocere al vapore, arrostire e stufare. Questi metodi conservano i nutrienti degli alimenti e riducono l'uso di grassi malsani.

7. **Limitare Alimenti Infiammatori:** Ridurre il consumo di alimenti che possono promuovere l'infiammazione, come zuccheri raffinati, cibi processati, grassi trans e saturi, e latticini pesanti.

8. **Variazione e Creatività:** Sperimentare con diverse erbe, spezie e ingredienti per mantenere i pasti interessanti e gustosi. La varietà non solo rende la dieta più piacevole, ma assicura anche

un'ampia gamma di nutrienti antinfiammatori.

9. **Ascoltare il Proprio Corpo:** Ognuno reagisce in modo diverso agli alimenti. È importante prestare attenzione a come il corpo reagisce a determinati cibi e, se necessario, apportare regolazioni al piano alimentare.

10. **Consultare un Esperto:** Considerare la possibilità di consultare un dietista o un nutrizionista per aiuto nella creazione di un piano alimentare personalizzato, specialmente se si hanno condizioni mediche preesistenti.

Implementando questi piani alimentari e consigli pratici, si può adottare con successo la dieta antinfiammatoria, contribuendo al miglioramento della salute generale, alla riduzione dell'infiammazione e al potenziamento del sistema immunitario.

CAPITOLO 3: ALCHIMIA NEL PIATTO: SCEGLIERE TRA ANTINFIAMMATORI E INFIAMMATORI

ELENCO DEGLI ALIMENTI ANTINFIAMMATORI E INFIAMMATORI

Il cuore della dieta antinfiammatoria risiede nella capacità di distinguere tra alimenti che promuovono l'infiammazione e quelli che la combattono. Questa distinzione è fondamentale per formulare una dieta che non solo nutre il corpo, ma contribuisce anche a ridurre il rischio di malattie croniche associate all'infiammazione.

Alimenti Antinfiammatori:

1. **Frutta e Verdura:** Ricche di antiossidanti, vitamine e minerali, frutta e verdura sono i pilastri di una

dieta antinfiammatoria. Particolarmente efficaci sono le bacche, i melograni, le mele, le ciliegie, gli spinaci, i broccoli e i cavoli.

2. **Grassi Sani:** Gli acidi grassi Omega-3, trovati in abbondanza nel pesce grasso come il salmone, le sardine e lo sgombro, sono noti per le loro proprietà antinfiammatorie. Anche l'olio d'oliva extravergine, i semi di lino, le noci e l'avocado sono eccellenti fonti di grassi salutari.

3. **Spezie e Erbe:** Curcuma, zenzero, aglio, cannella e rosmarino non solo aggiungono sapore ai piatti, ma possiedono anche potenti proprietà antinfiammatorie.

4. **Cereali Integrali:** I cereali integrali, come l'avena, il farro, il riso integrale e il grano saraceno, sono ricchi di fibre che aiutano a ridurre l'infiammazione.

5. **Legumi:** Fagioli, lenticchie e ceci sono fonti eccellenti di proteine vegetali, fibre e nutrienti che supportano la salute intestinale e riducono l'infiammazione.

6. **Tè Verde e Infusi di Erbe**: Queste bevande sono piene di antiossidanti che hanno effetti antinfiammatori.

Alimenti Pro-Infiammatori:

1. **Zuccheri Raffinati e Dolcificanti Artificiali:** Trovati in bibite, dolci e snack confezionati, questi alimenti possono innescare processi infiammatori.

2. **Cibi Processati e Fast Food:** Spesso ricchi di grassi trans e saturi, sale e conservanti, questi alimenti possono promuovere l'infiammazione.

3. **Carne Rossa e Carni Lavorate:** La carne rossa e le carni lavorate come salumi e salsicce sono state collegate a un aumento dell'infiammazione e a un rischio più elevato di malattie croniche.

4. **Grassi Saturi e Trans:** Presenti in molti cibi fritti, snack confezionati e prodotti da forno, questi grassi possono contribuire all'infiammazione.

5. **Alcol:** Un consumo eccessivo di alcol può danneggiare il fegato e il sistema immunitario, portando a un aumento dell'infiammazione.

6. **Latticini:** Alcune persone possono trovare che i prodotti lattiero-caseari, specialmente quelli a pieno contenuto di grassi, exacerbino l'infiammazione, soprattutto se soffrono di intolleranze o allergie.

Comprendere e scegliere consapevolmente

tra questi gruppi di alimenti è essenziale per formulare un piano dietetico antinfiammatorio efficace. Mentre gli alimenti antinfiammatori dovrebbero essere la base della dieta, è importante ridurre o eliminare il più possibile quelli pro-infiammatori. Questo non solo aiuta a ridurre l'infiammazione, ma promuove anche una salute generale e un benessere a lungo termine.

MECCANISMI BIOLOGICI DELL'INFIAMMAZIONE E DELL'ANTINFIAMMAZIONE

Il processo infiammatorio è una reazione complessa del corpo a stimoli dannosi, come infezioni, lesioni o agenti patogeni. Al centro dei meccanismi biologici dell'infiammazione e dell'antinfiammazione c'è il sistema immunitario, il cui compito è quello di proteggere il corpo e riparare i tessuti danneggiati. Capire questi meccanismi è fondamentale per apprezzare come la dieta e lo stile di vita possano influenzare la salute e il benessere generale.

L'infiammazione inizia come una risposta protettiva a un danno tissutale o a una minaccia microbica. In risposta a questi segnali di pericolo, le cellule immunitarie del corpo rilasciano una serie di molecole, tra cui citochine pro-infiammatorie e mediatori chimici come le prostaglandine. Questi composti aiutano a isolare e distruggere l'agente patogeno e a stimolare il processo di guarigione. In condizioni normali, una volta eliminata la minaccia, l'infiammazione si risolve e il tessuto torna al suo stato normale.

Tuttavia, in alcune circostanze, l'infiammazione può diventare cronica. Questo può accadere a causa di una risposta immunitaria eccessiva o inadeguata, o a causa di stimoli infiammatori continui, come lo stress, l'obesità, o l'esposizione a cibi pro-infiammatori. L'infiammazione cronica è stata collegata a numerose malattie, tra cui malattie cardiache, diabete, artrite, alcune forme di cancro e disturbi autoimmuni.

D'altra parte, l'antinfiammazione è il processo attraverso il quale il corpo cerca di frenare e risolvere l'infiammazione. Questo coinvolge diversi meccanismi, tra cui la produzione di citochine antinfiammatorie e mediatori lipidici che aiutano a sopprimere la risposta infiammatoria e promuovono la guarigione dei tessuti. Un adeguato equilibrio tra infiammazione e antinfiammazione è vitale per la salute e il benessere.

La dieta svolge un ruolo cruciale in questo equilibrio. Gli alimenti antinfiammatori, come la frutta, la verdura, i grassi omega-3 e le spezie come la curcuma, possono contribuire a ridurre l'infiammazione cronica. Forniscono antiossidanti e altri nutrienti che aiutano a neutralizzare i radicali liberi, riducendo lo stress ossidativo e l'infiammazione. Inoltre, questi alimenti possono influenzare positivamente il microbioma intestinale, che a sua volta può avere un impatto significativo sul sistema immunitario e sull'infiammazione.

Al contrario, gli alimenti pro-infiammatori, come zuccheri raffinati, grassi trans, carne rossa eccessiva e cibi processati, possono esacerbare l'infiammazione. Questi alimenti possono alterare l'equilibrio del microbioma intestinale, aumentare lo stress ossidativo e promuovere processi infiammatori.

In conclusione, una comprensione dei meccanismi biologici dell'infiammazione e dell'antinfiammazione rivela l'importanza di una dieta e di uno stile di vita sani per mantenere l'equilibrio immunitario e ridurre il rischio di malattie croniche. Scegliere cibi antinfiammatori e limitare quelli pro-infiammatori può essere un potente strumento per promuovere la salute a lungo termine e prevenire una varietà di condizioni legate all'infiammazione.

RICETTE E IDEE PER PASTI

Integrare nella propria dieta quotidiana alimenti antinfiammatori non richiede solo la conoscenza di quali cibi scegliere, ma anche idee creative e gustose per incorporarli in pasti deliziosi e nutrienti. La chiave sta nell'equilibrio e nella varietà, assicurando che ogni pasto sia non solo salutare, ma anche piacevole e soddisfacente.

Cominciare la giornata con una colazione ricca di nutrienti è un ottimo modo per impostare un tono positivo. Un'opzione potrebbe essere un frullato nutriente, realizzato con spinaci o kale, bacche miste, un tocco di zenzero fresco, semi di chia e latte di mandorla. Questo tipo di colazione non solo offre un'abbondanza di antiossidanti, ma fornisce anche energia sostenuta. Un'altra scelta potrebbe essere una ciotola di avena integrale condita con noci, mele tagliate a pezzi e una spolverata di cannella. Questo pasto non solo è ricco di fibre, ma anche di composti antinfiammatori.

Per il pranzo, una ricca insalata con una base di verdure a foglia verde, come spinaci o rucola, abbondante di colorate verdure crude, come peperoni, cetrioli e pomodorini, può essere un pasto eccellente. Aggiungere una fonte di proteine come petto di pollo alla griglia o lenticchie, e condire con un dressing a base di olio d'oliva extravergine e succo di limone. Questo tipo di insalata non solo è rinfrescante e saziante, ma è anche ricca di nutrienti che combattono l'infiammazione.

Per cena, sperimentare con piatti che incorporano spezie antinfiammatorie può essere sia divertente che salutare. Ad esempio, un curry di lenticchie rosse con curcuma, zenzero e cocco è sia riscaldante che ricco di proprietà antinfiammatorie. Servire questo piatto con una porzione di riso integrale o quinoa per aggiungere fibra e completezza al pasto. Un'altra opzione potrebbe essere un filetto di salmone al forno, condito con erbe fresche e accompagnato da una porzione di asparagi o broccoli al vapore. Il salmone è una ricca fonte di omega-3, mentre le verdure verdi forniscono importanti nutrienti antiossidanti.

Gli spuntini tra i pasti possono anche essere un'opportunità per introdurre alimenti antinfiammatori. Stuzzichini come bastoncini di carota o sedano con hummus, un pugno di noci, o una manciata di bacche fresche sono opzioni gustose e salutari. Questi snack non solo aiutano a mantenere stabili i livelli di energia, ma forniscono anche importanti nutrienti per combattere l'infiammazione.

Incorporare questi alimenti e idee di pasti nella dieta quotidiana può avere un impatto significativo sulla salute generale. Non solo queste scelte alimentari possono aiutare a ridurre l'infiammazione, ma possono anche fornire una varietà di altri benefici per la salute, migliorando la qualità della dieta e arricchendo l'esperienza culinaria. Ricordare sempre che la chiave è la varietà e l'equilibrio, assicurandosi di godere di un'ampia gamma di alimenti antinfiammatori in modi deliziosi e soddisfacenti.

GESTIONE DI CONDIZIONI SPECIFICHE

La dieta antinfiammatoria, oltre a promuovere la salute generale, può essere particolarmente vantaggiosa nella gestione di condizioni mediche specifiche caratterizzate da infiammazione cronica. Questo approccio alimentare, mirando a ridurre l'infiammazione sistemica, può avere un impatto positivo su diverse condizioni, migliorando i sintomi e, in alcuni casi, alterando l'evoluzione della malattia.

Nel caso dell'artrite reumatoide, una condizione autoimmune che causa infiammazione dolorosa delle articolazioni, la dieta antinfiammatoria può aiutare a ridurre i sintomi come gonfiore, dolore e rigidità. L'incorporazione di alimenti ricchi di omega-3, come il pesce grasso, e di verdure a foglia verde può diminuire l'infiammazione e fornire sollievo. Allo stesso modo, la riduzione del consumo di carne rossa e di alimenti processati può contribuire a diminuire i livelli di infiammazione nel corpo.

Per chi soffre di malattie infiammatorie intestinali, come il morbo di Crohn e la colite ulcerosa, una dieta antinfiammatoria può essere un prezioso strumento nella gestione dei sintomi. Queste condizioni, che provocano infiammazione nel tratto digestivo, possono essere aggravate da cibi che stimolano l'infiammazione. Di conseguenza, l'adozione di una dieta ricca di cibi integrali, verdure, frutta e fibre può aiutare a ridurre l'infiammazione intestinale e promuovere la salute dell'intestino.

Anche per chi è a rischio o soffre di malattie cardiache, la dieta antinfiammatoria offre benefici significativi. La riduzione dell'infiammazione attraverso una dieta ricca di antiossidanti, grassi insaturi e alimenti a basso contenuto di grassi saturi e colesterolo può aiutare a migliorare la salute cardiovascolare. Alimenti come l'olio d'oliva extravergine, i cereali integrali e la frutta e verdura possono contribuire a mantenere pulite le arterie e a promuovere una buona circolazione sanguigna.

Inoltre, la dieta antinfiammatoria può essere un'alleata importante nella gestione e prevenzione del diabete di tipo 2. Una dieta ricca di fibre e a basso indice glicemico aiuta a stabilizzare i livelli di zucchero nel sangue e a ridurre la resistenza all'insulina. La scelta di cereali integrali, legumi, verdure e frutta a basso contenuto di zuccheri aiuta a mantenere un equilibrio glicemico, che è fondamentale nella gestione del diabete.

Infine, la dieta antinfiammatoria può avere effetti positivi anche sulla salute mentale. Condizioni come la depressione e l'ansia possono essere influenzate dai livelli di infiammazione nel corpo. Una dieta che riduce l'infiammazione può quindi contribuire a migliorare il benessere mentale. Alimenti ricchi di omega-3, verdure a foglia verde e cereali integrali possono giocare un ruolo importante nel supporto della salute mentale.

In conclusione, l'applicazione della dieta antinfiammatoria nella gestione di condizioni mediche specifiche può fornire un'opzione complementare per il trattamento e la prevenzione. Riducendo l'infiammazione attraverso scelte alimentari mirate, è possibile migliorare la qualità della vita e il benessere generale. Tuttavia, è sempre importante consultare professionisti sanitari prima di apportare modifiche sostanziali alla dieta, soprattutto quando si hanno condizioni mediche preesistenti.

MITI E FATTI SULLA DIETA ANTINFIAMMATORIA

La dieta antinfiammatoria è circondata da numerosi miti e interpretazioni errate, che possono confondere coloro che cercano di adottarla per migliorare la propria salute. È importante distinguere tra i miti e i fatti per adottare questo regime alimentare in modo efficace e basato su evidenze scientifiche.

Uno dei miti più comuni riguarda l'idea che la dieta antinfiammatoria sia estremamente restrittiva o limitata a pochi alimenti. In realtà, questa dieta è incredibilmente varia e permette un'ampia gamma di scelte alimentari. Includendo una vasta selezione di frutta e verdura, cereali integrali, proteine magre e grassi sani, la dieta antinfiammatoria offre numerose opzioni gustose e nutrienti. Non è una dieta che elimina interi gruppi alimentari, ma piuttosto enfatizza la scelta di alimenti che naturalmente riducono l'infiammazione.

Un altro mito diffuso è che gli alimenti antinfiammatori siano difficili da trovare o costosi. Sebbene alcuni prodotti specializzati possano essere più costosi, molti degli alimenti fondamentali della dieta antinfiammatoria sono facilmente accessibili e convenienti. Verdure, frutta, legumi e cereali integrali sono generalmente disponibili nella maggior parte dei supermercati e possono essere incorporati nella dieta senza un aumento significativo del costo.

C'è anche una certa confusione riguardo l'effetto degli alimenti antinfiammatori sulle malattie croniche. È importante capire che mentre la dieta antinfiammatoria può aiutare a ridurre i sintomi e a gestire le condizioni infiammatorie, non è una cura definitiva. Invece, dovrebbe essere vista come parte di un approccio complessivo alla salute che include l'esercizio fisico, una gestione adeguata dello stress e, quando necessario, interventi medici.

Inoltre, alcuni ritengono che la dieta antinfiammatoria possa produrre risultati immediati. La realtà è che i benefici di una dieta antinfiammatoria possono richiedere del tempo per manifestarsi. La riduzione dell'infiammazione è un processo graduale e i cambiamenti nella dieta devono essere mantenuti nel tempo per vedere i risultati.

Infine, c'è il mito che la dieta antinfiammatoria sia solo per chi soffre di condizioni infiammatorie croniche. Sebbene sia particolarmente utile in questi casi, i benefici di una dieta ricca di alimenti antinfiammatori sono universali. Può migliorare la salute generale, aumentare l'energia, supportare una buona digestione e contribuire a una gestione del peso efficace.

In sintesi, la dieta antinfiammatoria è un regime alimentare flessibile, accessibile e benefico per un'ampia gamma di persone. Districarsi tra i miti e i fatti può aiutare a sfruttare al meglio i suoi vantaggi, promuovendo una salute migliore e una riduzione del rischio di malattie legate all'infiammazione cronica. Come sempre, è consigliabile consultare un professionista della salute per personalizzare la dieta in base alle esigenze e alle condizioni di salute individuali.

CAPITOLO 4: EQUILIBRIO E GUSTO: PERDITA DI PESO E SALUTE

COLLEGAMENTO TRA INFIAMMAZIONE, PESO E SALUTE

La relazione tra infiammazione, peso e salute è un tema di grande rilevanza nel campo della nutrizione e del benessere. Negli ultimi anni, la ricerca ha iniziato a svelare come questi tre aspetti siano profondamente interconnessi, con l'infiammazione che svolge un ruolo cruciale nella regolazione del peso corporeo e nella comparsa di malattie correlate.

L'infiammazione cronica a basso grado è stata identificata come un fattore significativo nell'insorgenza di obesità e sovrappeso. Questo tipo di infiammazione sistemica può essere causato da una serie di fattori, tra cui una dieta sbilanciata ricca di cibi processati, grassi saturi e zuccheri semplici. Questi alimenti possono innescare una risposta infiammatoria nel corpo, che se prolungata, può portare a un circolo vizioso di guadagno di peso e ulteriore infiammazione.

L'obesità stessa è considerata uno stato pro-infiammatorio. Il tessuto adiposo, in particolare quello viscerale che si accumula intorno agli organi interni, non è semplicemente una riserva di energia inerte, ma un organo metabolicamente attivo. Produce una varietà di molecole, incluse citochine infiammatorie, che possono contribuire a uno stato infiammatorio cronico. Questa infiammazione può a sua volta interferire con il normale metabolismo del glucosio e dei lipidi, aumentando il rischio di sviluppare malattie metaboliche come il diabete di tipo 2 e le patologie cardiovascolari.

Un altro aspetto importante di questa relazione è il modo in cui l'infiammazione può influenzare l'omeostasi energetica e il bilancio calorico. L'infiammazione può influenzare gli ormoni che regolano la fame e la sazietà, come la leptina e la grelina, alterando così i segnali di fame e sazietà e promuovendo un maggiore apporto calorico. Inoltre, l'infiammazione può ridurre l'efficienza del metabolismo, rallentando la velocità con cui il corpo brucia calorie.

Al contrario, la perdita di peso, specialmente quando ottenuta attraverso un'alimentazione sana e attività fisica, può ridurre significativamente i livelli di infiammazione nel corpo. La riduzione del tessuto adiposo, in particolare quello viscerale, può diminuire la produzione di molecole pro-infiammatorie, migliorando così la salute metabolica e riducendo il rischio di malattie croniche.

Inoltre, una dieta antinfiammatoria, ricca di frutta, verdura, cereali integrali e grassi sani, può non solo favorire una perdita di peso sostenibile, ma anche aiutare a ridurre l'infiammazione cronica. Alimenti ricchi di antiossidanti e fitonutrienti hanno dimostrato di combattere l'infiammazione, contribuendo così a un miglioramento generale della salute.

In conclusione, il legame tra infiammazione, peso e salute è un aspetto fondamentale nella gestione del benessere e della prevenzione delle malattie. Affrontare l'infiammazione attraverso scelte alimentari sagge e uno stile di vita sano può avere un impatto notevole sulla gestione del peso e sul miglioramento della salute complessiva. Questo approccio olistico all'alimentazione e alla salute sottolinea l'importanza di un'alimentazione equilibrata e di uno stile di vita attivo per combattere l'infiammazione e promuovere un peso corporeo sano.

STRATEGIE PER UNA PERDITA DI PESO SANA

Una perdita di peso sana e sostenibile è molto più di una semplice riduzione del numero sulla bilancia; si tratta di adottare un approccio olistico che abbraccia sia l'alimentazione che lo stile di vita, tenendo in considerazione il benessere fisico ed emotivo. Le strategie per raggiungere una perdita di peso salutare implicano la comprensione di come il cibo influenzi il nostro corpo, la scelta di alimenti nutrienti, l'ascolto delle esigenze del nostro corpo e la creazione di un equilibrio tra tutte le sfere della nostra vita.

Iniziare con la scelta di alimenti naturali e nutrienti è fondamentale. Una dieta ricca di frutta e verdura, cereali integrali, proteine magre e grassi sani non solo fornisce i nutrienti essenziali per il corretto funzionamento del corpo, ma può anche aiutare a ridurre l'infiammazione, un fattore chiave nell'obesità e nelle malattie correlate. Questi alimenti sono generalmente meno calorici rispetto ai cibi processati e ad alto contenuto di grassi, aiutando così a creare un deficit calorico necessario per la perdita di peso.

La qualità degli alimenti è tanto importante quanto la quantità. Invece di concentrarsi esclusivamente sul conteggio delle calorie, è importante considerare il valore nutrizionale di ciò che si mangia. Gli alimenti integrali e non trasformati sono più sazianti, forniscono energia prolungata e aiutano a prevenire picchi e cali di zucchero nel sangue che possono portare a fame e voglie. Inoltre, un'alimentazione equilibrata aiuta a mantenere un metabolismo efficiente, che è essenziale per una perdita di peso sostenibile.

L'attività fisica regolare è un altro pilastro fondamentale per una perdita di peso sana. L'esercizio fisico non solo brucia calorie, ma migliora anche la salute cardiovascolare, aumenta la massa muscolare e migliora il tono dell'umore. Trovare un'attività che si ama, che sia camminare, nuotare, yoga o ciclismo, può aiutare a rendere l'esercizio fisico una parte piacevole e regolare della routine quotidiana.

Ascoltare il proprio corpo e imparare a riconoscere i segnali di fame e sazietà è fondamentale. Spesso, mangiamo per abitudine, noia o emozioni, piuttosto che per vera fame. Imparare a fare scelte consapevoli sul cibo e mangiare solo quando si ha realmente fame può avere un impatto significativo sulla gestione del peso. Infine, è essenziale evitare di cadere nella trappola delle diete "yo-yo" e delle soluzioni rapide. La perdita di peso sostenibile è un processo graduale e richiede cambiamenti di stile di vita a lungo termine. È importante stabilire obiettivi realistici e avere pazienza con se stessi. Ricordare che la perdita di peso non è solo un viaggio fisico, ma anche emotivo e mentale.

In sintesi, una strategia per una perdita di peso sana deve essere multifattoriale, tenendo conto non solo dell'alimentazione e dell'esercizio fisico, ma anche delle abitudini, delle emozioni e dello stile di vita complessivo. Un approccio equilibrato e sostenibile non solo aiuta nella perdita di peso, ma promuove anche un generale benessere e una salute a lungo termine.

Inizio modulo

TESTIMONIANZE DI SUCCESSO

Le testimonianze di successo sono una componente fondamentale nell'incoraggiare e motivare le persone che intraprendono un percorso di perdita di peso e miglioramento della salute. Ascoltare storie reali di individui che hanno trasformato la loro vita adottando una dieta equilibrata e uno stile di vita sano può essere incredibilmente ispiratore. Queste storie non solo dimostrano la fattibilità di tali cambiamenti, ma illustrano anche i molteplici benefici che vanno oltre la semplice perdita di peso.

Una caratteristica comune in molte di queste testimonianze è la scoperta di un nuovo rapporto con il cibo. Molte persone descrivono come, passando da diete restrittive e cicli di dieta yo-yo a un approccio più equilibrato e nutriente, abbiano imparato a vedere il cibo come un alleato per la salute, piuttosto che come un nemico. Questo cambiamento di mentalità spesso porta a miglioramenti non solo nel peso, ma anche nel benessere generale, nell'energia e nella qualità della vita.

Alcuni raccontano di aver lottato per anni con problemi di peso e come, attraverso un approccio equilibrato che includeva alimenti antinfiammatori, abbiano finalmente trovato una soluzione sostenibile. Non solo hanno perso peso, ma hanno anche notato una riduzione dell'infiammazione, evidenziata da miglioramenti in condizioni come il dolore articolare, la pelle problematica e la digestione. Questi cambiamenti hanno spesso un impatto profondo sulla loro autostima e sul loro modo di vivere la vita.

Inoltre, le testimonianze di successo spesso includono riferimenti a miglioramenti nella salute mentale. Molti riferiscono di una riduzione dell'ansia e della depressione, attribuendo questo cambiamento a una dieta più nutritiva, all'attività fisica regolare e a un miglior equilibrio generale nella vita. Questi effetti psicologici positivi sono tanto importanti quanto i benefici fisici, poiché contribuiscono a un senso di benessere complessivo.

È anche comune sentire storie di persone che, attraverso la loro trasformazione, hanno ispirato familiari e amici a intraprendere un percorso simile. Questo effetto a catena dimostra come i cambiamenti personali nel modo di mangiare e nel modo di vivere possano avere un impatto significativo anche sulla comunità più ampia.

Tuttavia, è importante notare che ogni viaggio è unico e ciò che funziona per una persona potrebbe non essere adatto per un'altra. Le testimonianze di successo forniscono motivazione e ispirazione, ma i percorsi individuali possono variare a seconda delle esigenze di salute, delle preferenze alimentari e dello stile di vita.

In conclusione, le testimonianze di successo nella perdita di peso e nel miglioramento della salute giocano un ruolo cruciale nell'ispirare e guidare gli altri.

Rappresentano storie reali di perseveranza, scoperta e trasformazione, evidenziando l'importanza di un approccio olistico alla salute che include una dieta equilibrata e uno stile di vita attivo. Queste storie non solo testimoniano la perdita di peso, ma anche il guadagno in salute, felicità e benessere generale.

SUGGERIMENTI PER MANTENERE IL PESO IDEALE

Mantenere il peso ideale è una sfida che va ben oltre il raggiungimento di un obiettivo di perdita di peso. Si tratta di un processo continuo che richiede impegno, consapevolezza e un approccio olistico alla salute e al benessere. Una volta raggiunto il peso desiderato, è essenziale adottare strategie per conservarlo nel lungo termine, evitando così il tipico effetto yo-yo che caratterizza molte diete.

Uno degli aspetti fondamentali nel mantenimento del peso è la costanza nell'adottare uno stile di vita sano. Ciò significa continuare a fare scelte alimentari sagge, privilegiando alimenti freschi e integrali rispetto a quelli processati e ricchi di zuccheri semplici. La dieta dovrebbe rimanere varia e bilanciata, fornendo tutti i nutrienti necessari per un funzionamento ottimale del corpo. Non si tratta di seguire una dieta restrittiva, ma piuttosto di integrare abitudini alimentari salutari nella routine quotidiana.

Un altro aspetto cruciale è l'attività fisica regolare. L'esercizio non solo aiuta a bruciare calorie, ma contribuisce anche a costruire e mantenere la massa muscolare, fondamentale per un metabolismo efficiente. Trovare attività che si amano e che si possono integrare facilmente nella routine settimanale è il modo migliore per garantire la costanza. L'attività fisica non deve essere percepita come una punizione, ma come un modo per celebrare e prendersi cura del proprio corpo.

Monitorare il proprio peso in modo regolare, ma non ossessivo, è un buon metodo per tenere sotto controllo eventuali cambiamenti e agire prontamente in caso di necessità. Tuttavia, è importante evitare un approccio eccessivamente rigoroso o punitivo. La consapevolezza e l'accettazione del proprio corpo sono altrettanto importanti quanto i numeri sulla bilancia.

L'ascolto del proprio corpo è essenziale. Imparare a riconoscere i segnali di fame e sazietà può aiutare a evitare sia il sovraconsumo sia il sottoconsumo di cibo. Mangiare consapevolmente, concentrarsi sul cibo durante i pasti e evitare distrazioni può aiutare a rafforzare questo aspetto.

Infine, è importante gestire lo stress e le emozioni che spesso influenzano le abitudini alimentari. Pratiche come la meditazione, lo yoga, o semplicemente dedicare tempo a hobby e attività rilassanti possono contribuire a una migliore gestione dello stress. Una buona qualità del sonno è anche essenziale, poiché la mancanza di sonno può influenzare gli ormoni della fame e compromettere la capacità di fare scelte alimentari sagge.

In sintesi, mantenere il peso ideale richiede un equilibrio tra una dieta nutriente, attività fisica regolare, monitoraggio consapevole, ascolto del proprio corpo e gestione dello stress. È un percorso che richiede costanza e flessibilità, adattandosi alle mutevoli esigenze e circostanze della vita. Con un approccio olistico e centrato sul benessere complessivo, mantenere il peso diventa parte di un viaggio più ampio verso la salute e la felicità.

IMPORTANZA DELLA VARIAZIONE E DEL GUSTO

L'importanza della variazione e del gusto nella dieta non può essere sottolineata abbastanza, specialmente quando si tratta di mantenere il peso ideale e promuovere uno stile di vita sano. Spesso, le diete falliscono o diventano noiose e insostenibili perché sono monotone e limitate in termini di sapore e varietà. Per mantenere un regime alimentare salutare nel tempo, è fondamentale che il cibo sia non solo nutriente, ma anche gustoso e stimolante. Integrare una varietà di alimenti non solo assicura una gamma completa di nutrienti essenziali, ma rende anche i pasti più interessanti e piacevoli. Ogni alimento porta con sé un diverso profilo di sapore, colore e texture, che può trasformare un piatto semplice in un'esperienza culinaria ricca e appagante. La varietà aiuta anche a prevenire la noia alimentare, un fattore comune che può portare a scelte alimentari meno salutari.

Sperimentare con diverse cucine del mondo è un modo eccellente per introdurre varietà nel proprio regime alimentare. Cucine come quella mediterranea, asiatica o latinoamericana offrono un'ampia gamma di piatti che sono non solo gustosi ma anche ricchi di ingredienti antinfiammatori e nutrienti. Ad esempio, piatti come il curry di verdure, il sushi vegetariano o le insalate mediterranee sono non solo deliziosi ma anche ricchi di vitamine, minerali e fibre.

La creatività in cucina è altrettanto importante. Sperimentare con erbe aromatiche e spezie può notevolmente aumentare il gusto dei piatti senza aggiungere calorie inutili. Spezie come curcuma, paprika, zenzero e erbe come basilico, coriandolo o menta possono trasformare un piatto semplice in qualcosa di straordinario. Anche l'uso di tecniche di cottura diverse, come la griglia, la cottura a vapore o al forno, può modificare la consistenza e il sapore degli alimenti, rendendo ogni pasto un'esperienza unica.

L'attenzione al gusto e alla soddisfazione che deriva dal mangiare non solo aiuta a mantenere una dieta equilibrata, ma contribuisce anche a un rapporto più sano con il cibo. Quando i pasti sono gustosi e soddisfacenti, è più facile ascoltare i segnali di fame e sazietà del corpo, evitando così il sovraconsumo o la restrizione eccessiva.

Inoltre, condividere pasti vari e gustosi con la famiglia o gli amici può migliorare anche l'aspetto sociale dell'alimentazione. I pasti diventano un'occasione per socializzare e godere della compagnia, incrementando il piacere associato al cibo.

In conclusione, la variazione e il gusto sono elementi essenziali di una dieta sana e sostenibile. Essi non solo assicurano l'apporto di tutti i nutrienti necessari, ma rendono il processo di alimentazione una fonte di gioia e soddisfazione. Un approccio che valorizza la varietà e il sapore aiuta a mantenere un interesse costante per una sana alimentazione e contribuisce al benessere fisico ed emotivo a lungo termine.

CAPITOLO 5: SINERGIA TRA MENTE E CORPO: IL RUOLO EMOTIVO DELL'ALIMENTAZIONE

PSICOLOGIA DELL'ALIMENTAZIONE

La psicologia dell'alimentazione esplora le complesse relazioni tra il cibo, la mente e le emozioni. Non si tratta solo di ciò che mangiamo, ma anche di come, perché e quando mangiamo. Questo campo di studio riconosce che il cibo non è solamente un mezzo per soddisfare la fame fisica, ma ha anche un profondo impatto sul nostro stato emotivo e psicologico.

Al centro della psicologia dell'alimentazione c'è la consapevolezza che le nostre scelte alimentari sono spesso influenzate da fattori emotivi e psicologici. Emozioni come stress, tristezza, gioia o noia possono influenzare notevolmente le abitudini alimentari. Ad esempio, alcune persone possono reagire allo stress mangiando di più o scegliendo cibi confortanti ad alto contenuto calorico. Altri possono reagire esattamente all'opposto, perdendo l'appetito quando sono ansiosi o stressati.

Un altro aspetto importante è il concetto di alimentazione consapevole, che implica prestare piena attenzione al processo di mangiare. Questo significa apprezzare il gusto, la consistenza e il profumo del cibo, ascoltare i segnali di fame e sazietà del proprio corpo e mangiare senza distrazioni come la televisione o il cellulare. L'alimentazione consapevole aiuta a stabilire un rapporto più sano con il cibo, in cui si mangia per nutrire il corpo e si gode del cibo per il suo sapore e la sua qualità.

La psicologia dell'alimentazione si occupa anche del modo in cui le nostre esperienze passate influenzano le nostre abitudini alimentari attuali. Esperienze dell'infanzia, come essere premiati con il cibo per buone azioni o essere forzati a finire tutto nel piatto, possono plasmare il modo in cui percepiamo e interagiamo con il cibo in età adulta. Questi schemi appresi possono portare a comportamenti alimentari disfunzionali o a un rapporto malsano con il cibo.

Inoltre, la cultura e l'ambiente sociale giocano un ruolo significativo nelle abitudini alimentari. Ogni cultura ha le sue tradizioni e norme relative al cibo, che possono influenzare le nostre scelte alimentari e il modo in cui vediamo certi alimenti. Ad esempio, in alcune culture, un pasto abbondante è visto come un segno di ospitalità e affetto, mentre in altre, la moderazione e il controllo delle porzioni sono più apprezzati.

Infine, la psicologia dell'alimentazione riconosce che il cibo può essere usato come strumento per gestire le emozioni. Sebbene mangiare per conforto possa fornire un sollievo temporaneo, spesso non affronta la causa sottostante dell'emozione. Imparare strategie più sane per gestire le emozioni, come l'attività fisica, la meditazione o la conversazione con un amico, può essere un passo importante per sviluppare un rapporto più sano con il cibo.

In conclusione, la psicologia dell'alimentazione è un campo fondamentale che aiuta a comprendere come il nostro rapporto con il cibo sia profondamente intrecciato con la nostra psiche e le nostre emozioni. Affrontando questi aspetti, possiamo sviluppare abitudini alimentari più sane, migliorare il nostro benessere emotivo e fisico e creare un rapporto equilibrato e soddisfacente con il cibo.

DIETA ANTINFIAMMATORIA E SALUTE MENTALE

La connessione tra dieta antinfiammatoria e salute mentale è un'area di crescente interesse nella ricerca medica e psicologica. Sempre più studi suggeriscono che l'infiammazione sistemica non solo influisce sul benessere fisico, ma può avere un impatto significativo anche sulla salute mentale. Questa relazione evidenzia l'importanza di considerare l'alimentazione come parte di un approccio olistico alla salute mentale.

La dieta antinfiammatoria, caratterizzata da un alto consumo di frutta, verdura, cereali integrali, grassi sani come l'olio d'oliva e gli acidi grassi omega-3, e una ridotta assunzione di alimenti trasformati, grassi saturi e zuccheri, è stata collegata a ridotti livelli di infiammazione. Questi alimenti forniscono antiossidanti, vitamine, minerali e fitonutrienti che possono ridurre l'infiammazione nel corpo e migliorare le funzioni cerebrali.

La ricerca ha dimostrato che l'infiammazione può influenzare il cervello in diversi modi. Può alterare la produzione e il funzionamento dei neurotrasmettitori, come la serotonina e la dopamina, che sono cruciali per la regolazione dell'umore. Inoltre, l'infiammazione può danneggiare i percorsi neuronali e contribuire allo sviluppo di disturbi mentali come la depressione e l'ansia.

Studi epidemiologici hanno osservato un'associazione tra diete ad alto contenuto di alimenti pro-infiammatori e un aumento del rischio di depressione e ansia. Al contrario, diete antinfiammatorie sono state associate a una riduzione dei sintomi depressivi e a una migliore salute mentale generale. Questi risultati suggeriscono che una dieta antinfiammatoria potrebbe essere un intervento efficace e preventivo per migliorare la salute mentale.

Un altro aspetto interessante è il ruolo del microbioma intestinale nella salute mentale. La dieta influisce sulla composizione del microbioma intestinale, che a sua volta può influenzare la salute mentale attraverso l'asse intestino-cervello. Una dieta antinfiammatoria può contribuire a un microbioma intestinale equilibrato, che è stato associato a miglioramenti nell'umore e nella funzione cognitiva.

Inoltre, la dieta antinfiammatoria incoraggia

l'assunzione di alimenti ricchi di acidi grassi omega-3, come il pesce grasso, che sono noti per i loro effetti benefici sulla salute cerebrale. Gli omega-3 sono componenti essenziali delle membrane cellulari nel cervello e giocano un ruolo cruciale nella funzione neuronale e nella protezione contro l'infiammazione.

In sintesi, l'adozione di una dieta antinfiammatoria può avere benefici significativi per la salute mentale. Riducendo l'infiammazione, migliorando la funzione neurotrasmettitore e sostenendo un microbioma intestinale sano, una dieta antinfiammatoria può contribuire a migliorare l'umore, ridurre i sintomi di ansia e depressione e promuovere il benessere mentale generale. Questi benefici sottolineano l'importanza di considerare l'alimentazione come un componente fondamentale nel trattamento e nella prevenzione dei disturbi mentali.

STRATEGIE PER GESTIRE LE EMOZIONI ATTRAVERSO IL CIBO

La gestione delle emozioni attraverso il cibo è una componente cruciale nell'ambito della salute mentale e del benessere complessivo. Il modo in cui interagiamo con il cibo può essere profondamente influenzato dalle nostre emozioni, e allo stesso tempo, il cibo può avere un impatto significativo sul nostro stato emotivo. Imparare a gestire questo rapporto bidirezionale richiede consapevolezza e strategie mirate.

Innanzitutto, è fondamentale riconoscere il ruolo che le emozioni giocano nelle nostre scelte alimentari. Molte persone si rivolgono al cibo per conforto in momenti di stress, tristezza, o noia, un fenomeno noto come "mangiare emotivo". Questo tipo di comportamento può portare a un ciclo malsano di mangiare in risposta a emozioni negative, seguito da sensi di colpa e ulteriori emozioni negative. Rompere questo ciclo richiede l'identificazione delle emozioni che scatenano il mangiare emotivo e lo sviluppo di metodi alternativi per affrontarle.

Una strategia efficace è lo sviluppo di tecniche di mindfulness e consapevolezza. Pratiche come la meditazione mindfulness possono aiutare a essere più consapevoli delle proprie emozioni e dei segnali di fame. Ciò permette di prendere decisioni più consapevoli sul cibo, mangiando in risposta alla fame fisica piuttosto che alle emozioni.

Inoltre, è importante creare un ambiente che sostenga scelte alimentari sane. Questo può includere la preparazione di pasti equilibrati, il mantenimento di una scorta di snack salutari e la riduzione della disponibilità di cibi poco salutari in casa. Creare un ambiente che faciliti scelte alimentari positive può aiutare a ridurre la probabilità di mangiare in modo impulsivo in risposta alle emozioni.

Un'altra strategia consiste nello sviluppare metodi alternativi per gestire le emozioni. Attività come l'esercizio fisico, la scrittura, l'arte, o semplicemente parlare con un amico o un professionista possono fornire vie di sfogo salutari per le emozioni, riducendo così la necessità di ricorrere al cibo per il conforto.

È altrettanto importante non demonizzare il cibo o considerare alcune scelte alimentari come "cattive". Un approccio eccessivamente restrittivo può portare a un rapporto disfunzionale con il cibo. Accettare che a volte è normale cercare conforto nel cibo, purché ciò non diventi l'unico meccanismo di coping, è parte di un approccio equilibrato alla nutrizione e alla salute emotiva.

In conclusione, gestire le emozioni attraverso il cibo richiede un equilibrio tra consapevolezza emotiva, scelte alimentari consapevoli e sviluppo di strategie alternative per affrontare le emozioni. Incoraggiare un rapporto sano con il cibo, che riconosce sia le sue qualità nutrizionali sia il suo potenziale impatto sulle nostre emozioni, è essenziale per il benessere fisico e mentale. Attraverso queste strategie, è possibile utilizzare il cibo in modo che sostenga la salute emotiva, anziché comprometterla.

STUDI E RICERCHE

Gli studi e le ricerche nel campo della nutrizione e della psicologia hanno fornito approfondimenti significativi sul rapporto tra cibo, emozioni e salute mentale. La scienza ha iniziato a svelare come i nostri regimi alimentari influenzino non solo la nostra salute fisica, ma anche il nostro stato emotivo e mentale.

Uno degli ambiti di studio più interessanti è l'effetto del cibo sul cervello e sul comportamento. Alcune ricerche hanno evidenziato come determinati alimenti o modelli dietetici possano influenzare l'umore e la funzione cognitiva. Ad esempio, gli acidi grassi Omega-3, presenti nel pesce grasso, sono stati collegati a una riduzione dei sintomi della depressione. Allo stesso modo, diete ad alto contenuto di zuccheri e grassi saturi sono state associate a un

aumento del rischio di depressione e ansia.
Gli studi hanno anche esaminato il ruolo del microbioma intestinale nell'influenzare la salute mentale attraverso l'asse intestino-cervello. La ricerca suggerisce che un microbioma intestinale sano può avere un effetto positivo sul cervello e può essere influenzato dalla dieta. Alimenti ricchi di fibre, come frutta e verdura, e probiotici, come yogurt e kefir, possono promuovere un microbioma intestinale sano, che a sua volta può contribuire a migliorare l'umore e la salute mentale.

Un altro ambito di ricerca si concentra sul concetto di "alimentazione emotiva" e su come le persone utilizzino il cibo per gestire emozioni come stress, ansia e tristezza. Alcuni studi hanno trovato che pratiche come l'alimentazione consapevole possono aiutare a ridurre il mangiare emotivo e promuovere scelte alimentari più sane. Queste pratiche incoraggiano a mangiare con attenzione e consapevolezza, prestando attenzione ai segnali di fame e sazietà e riconoscendo le emozioni che possono influenzare le abitudini alimentari.

Inoltre, la ricerca ha esplorato come le abitudini alimentari influenzino la salute mentale a lungo termine. Ad esempio, è stato scoperto che modelli dietetici sani, come la dieta mediterranea, non solo riducono il rischio di malattie fisiche come le malattie cardiache, ma possono anche avere effetti protettivi sulla salute mentale, riducendo il rischio di declino cognitivo e demenza.

Questi studi sottolineano l'importanza di considerare la dieta non solo in termini di salute fisica, ma anche come un fattore chiave nella gestione della salute mentale. Dimostrano che gli interventi dietetici possono essere strumenti efficaci nel migliorare il benessere emotivo e nel prevenire disturbi mentali.

In conclusione, la crescente base di ricerche sulla relazione tra cibo, emozioni e salute mentale sta aprendo nuove frontiere nell'approccio alla salute e al benessere.

Questi studi sottolineano l'importanza di una dieta equilibrata e di pratiche alimentari consapevoli non solo per il corpo, ma anche per la mente, evidenziando il legame indissolubile tra nutrizione, salute fisica e benessere emotivo.

ESERCIZI DI MINDFULNESS E ALIMENTAZIONE CONSAPEVOLE

Gli esercizi di mindfulness e l'alimentazione consapevole rappresentano strumenti potenti nel promuovere un rapporto più sano e bilanciato con il cibo. La mindfulness, ovvero la pratica di essere pienamente presenti e consapevoli del momento attuale senza giudizio, può essere applicata all'atto di mangiare, trasformando ogni pasto in un'esperienza più intenzionale e soddisfacente.

L'alimentazione consapevole si concentra sull'ascolto dei segnali del corpo, sulla comprensione delle emozioni e dei pensieri associati al cibo, e sulla valorizzazione dell'esperienza sensoriale del mangiare.

Attraverso questo approccio, è possibile spezzare il ciclo dell'alimentazione emotiva e sviluppare una maggiore consapevolezza delle abitudini alimentari.

Uno degli esercizi fondamentali nell'alimentazione consapevole è la pratica di mangiare lentamente e senza distrazioni. Questo implica disconnettersi da dispositivi elettronici e dedicare attenzione completa al cibo. Osservare i colori, sentire i profumi, assaporare ogni boccone e masticare lentamente aiuta a migliorare la digestione e aumenta la consapevolezza dei segnali di fame e sazietà del corpo.

Un altro esercizio importante è la "meditazione del cibo", che coinvolge la contemplazione consapevole del cibo prima di iniziare a mangiare. Questo può includere pensare all'origine del cibo, alle persone coinvolte nella sua produzione e preparazione, e alla sua capacità di nutrire il corpo. Questo esercizio può aumentare la gratitudine e il rispetto per il cibo, riducendo la probabilità di abbuffate e scelte alimentari impulsivi.

La pratica di tenere un diario alimentare può essere un altro esercizio utile di mindfulness. Registrare non solo ciò che si mangia, ma anche i pensieri ed emozioni associati al pasto, può aiutare a identificare modelli o abitudini, come mangiare per stress o noia. Questa consapevolezza può essere il primo passo verso la modifica di queste abitudini.

È anche importante imparare a differenziare la fame fisica dalla fame emotiva. La fame fisica si sviluppa lentamente e può essere soddisfatta con vari cibi, mentre la fame emotiva appare improvvisamente e spesso desidera cibi specifici, generalmente poco salutari. Riconoscere questa differenza può aiutare a prendere decisioni più consapevoli riguardo al cibo.

Infine, esercizi di rilassamento e respirazione possono essere integrati prima dei pasti per ridurre lo stress e aumentare la consapevolezza. Tecniche come la respirazione profonda o la visualizzazione possono calmare la mente e portare un senso di tranquillità, che può aiutare a prevenire il mangiare emotivo.

In sintesi, gli esercizi di mindfulness e alimentazione consapevole sono strumenti chiave per sviluppare un rapporto sano con il cibo. Queste pratiche possono aiutare a migliorare la consapevolezza delle abitudini alimentari, a gestire l'alimentazione emotiva, e a sperimentare una maggiore gioia e soddisfazione nei pasti. Promuovendo una maggiore connessione mente-corpo, l'alimentazione consapevole supporta non solo la salute fisica, ma anche il benessere emotivo e mentale.

CAPITOLO 6: "CUCINARE PER IL BENESSERE: RICETTE E SUGGERIMENTI PRATICI"

BASICS DELLA CUCINA ANTINFIAMMATORIA

La cucina antinfiammatoria si basa sull'idea di nutrire il corpo con cibi che combattono l'infiammazione, contribuendo così a migliorare la salute generale e a prevenire diverse malattie croniche. Questo approccio culinario non richiede di essere un cuoco esperto o di avere a disposizione ingredienti esotici; si tratta piuttosto di comprendere alcuni principi fondamentali e di incorporarli nella routine quotidiana di cucina.

Il cuore della cucina antinfiammatoria è la scelta degli ingredienti. Alimenti come frutta e verdura fresca, cereali integrali, legumi, noci, semi, e fonti di proteine magre come il pesce grasso, sono i pilastri di questa dieta. Questi alimenti sono ricchi di nutrienti essenziali come antiossidanti, acidi grassi omega-3, fibre, vitamine e minerali, tutti noti per le loro proprietà antinfiammatorie.

Un principio chiave è l'uso abbondante di frutta e verdura. Ricche di antiossidanti e fitonutrienti, frutta e verdura sono alleate nella lotta all'infiammazione. L'ideale è consumare una varietà di colori e tipi per garantire un ampio spettro di nutrienti. Verdure come broccoli, cavoli, spinaci e pomodori, e frutta come bacche, mele e agrumi dovrebbero essere una presenza costante nella dieta.

I grassi sani sono un altro elemento cruciale. Alimenti come l'olio d'oliva extravergine, l'avocado, e i pesci ricchi di omega-3 come salmone, sardine e sgombro, forniscono grassi essenziali che possono aiutare a ridurre l'infiammazione. È importante limitare l'uso di grassi saturi e trans, presenti in molti cibi processati, e scegliere invece fonti di grassi più salutari.

Le spezie e le erbe, oltre a dare sapore ai

piatti, possono avere notevoli benefici antinfiammatori. Spezie come curcuma, zenzero, pepe nero e cannella non solo arricchiscono il gusto dei piatti, ma offrono anche potenti proprietà antinfiammatorie. L'incorporazione di queste spezie in varie ricette è un modo semplice e efficace per aumentare il potenziale antinfiammatorio dei pasti.

L'importanza di una preparazione dei cibi che preservi i nutrienti è anche fondamentale. Metodi di cottura come la cottura a vapore, la griglia e il salto in padella sono preferibili alla frittura. Questi metodi non solo mantengono meglio l'integrità dei nutrienti, ma riducono anche l'uso di grassi malsani.

Infine, è essenziale l'attenzione alla qualità e alla freschezza degli ingredienti. Scegliere prodotti biologici, locali e di stagione quando possibile, può garantire la massima freschezza e il minor carico di sostanze chimiche e pesticidi, contribuendo ulteriormente a ridurre l'assunzione di elementi che possono promuovere l'infiammazione.

In sintesi, i basics della cucina antinfiammatoria si concentrano sulla scelta di ingredienti naturali e nutrienti, sulla valorizzazione dei sapori con erbe e spezie e sulla scelta di metodi di cottura che preservano i benefici dei cibi. Questo approccio non solo aiuta a combattere l'infiammazione, ma rende anche il processo di cucina un'esperienza gustosa e gratificante.

RICETTE FACILI E SALUTARI

Nella cucina antinfiammatoria, creare ricette facili e salutari è fondamentale per mantenere un'alimentazione costante e godere dei benefici a lungo termine. Queste ricette non solo devono essere nutrienti e favorevoli alla lotta contro l'infiammazione, ma anche pratiche e appaganti per incoraggiare una cucina quotidiana sostenibile.

Una ricetta di base potrebbe essere una

semplice insalata mediterranea, che combina verdure fresche come pomodori, cetrioli, cipolle rosse e peperoni, con olive, feta e un dressing di olio d'oliva e limone. Questa insalata non solo è ricca di antiossidanti e grassi sani, ma è anche incredibilmente facile da preparare e può essere servita come contorno o come pasto leggero.

Un'altra opzione è una zuppa di lenticchie, che può essere arricchita con verdure come carote, sedano e pomodori. Le lenticchie sono una fonte eccellente di proteine vegetali e fibre, e la zuppa può essere condita con spezie antinfiammatorie come curcuma e zenzero. Questa zuppa è nutriente, confortante e può essere preparata in grandi quantità per essere consumata durante la settimana.

Per un pasto sostanzioso, si potrebbe considerare un salmone al forno con un'insalata di quinoa. Il salmone è una ricca fonte di omega-3, mentre la quinoa fornisce proteine complete e fibre. La quinoa può essere condita con erbe fresche, limone e verdure a scelta, creando un pasto equilibrato e gustoso.

Un'opzione veloce per la cena potrebbe essere una padella di pollo e verdure. Tagliare il pollo a bocconcini e saltarlo con una varietà di verdure come broccoli, peperoni e funghi in una padella con un filo d'olio d'oliva e aglio. Questo piatto è non solo rapido e facile, ma anche ricco di nutrienti e proteine magre.

Per uno snack salutare, una buona scelta potrebbe essere hummus fatto in casa servito con bastoncini di verdura. L'hummus è fatto con ceci, tahini, limone e aglio, ed è una fonte eccellente di proteine vegetali e fibre. Servito con verdure a scelta, fornisce un'opzione gustosa e nutriente per uno spuntino a metà giornata.

Infine, per un dolce salutare, si potrebbe preparare una macedonia di frutta fresca con una spolverata di cannella o zenzero. La frutta fornisce dolcezza naturale e una varietà di nutrienti antinfiammatori, mentre le spezie aggiungono un tocco di sapore senza zuccheri aggiunti.

In sintesi, incorporare ricette facili e salutari nella cucina quotidiana è un elemento chiave nella dieta antinfiammatoria. Queste ricette non solo contribuiscono a una salute migliore, ma rendono anche il processo di cucina un'esperienza piacevole e gratificante, incoraggiando così una pratica alimentare sostenibile e deliziosa.

CONSIGLI PER LA SPESA E LA CONSERVAZIONE DEGLI ALIMENTI

La gestione efficace della spesa e la conservazione degli alimenti sono aspetti cruciali per mantenere uno stile di vita antinfiammatorio sano e pratico. Una pianificazione attenta e alcune strategie chiave possono aiutare a massimizzare la freschezza e i benefici nutrizionali degli alimenti, riducendo al contempo gli sprechi e semplificando il processo di preparazione dei pasti.

<u>*Consigli per la Spesa:*</u>

1. **Pianificare i Pasti in Anticipo:** Prima di andare a fare la spesa, è utile avere un piano chiaro per i pasti della settimana. Questo aiuta a comprare solo ciò che è necessario, evitando acquisti impulsivi e sprechi.

2. **Concentrarsi su Alimenti Freschi e Integrali:** Dare priorità all'acquisto di frutta e verdura fresca, cereali integrali, legumi, noci, semi e proteine magre. Questi alimenti sono i pilastri di una dieta antinfiammatoria.

3. **Leggere le Etichette:** Quando si acquistano prodotti confezionati, è importante leggere le etichette per evitare alimenti con zuccheri aggiunti, grassi trans e conservanti artificiali, che possono contribuire all'infiammazione.

4. **Preferire Prodotti Biologici e Locali:** Se possibile, scegliere prodotti biologici per ridurre l'esposizione a pesticidi e sostanze chimiche. Gli alimenti locali

sono spesso più freschi e hanno un impatto ambientale inferiore.

5. **Fare Scorte di Alimenti a Lunga Conservazione:** Alimenti come legumi secchi, cereali integrali e spezie possono essere acquistati in grandi quantità e conservati per lungo tempo, garantendo sempre la disponibilità di ingredienti salutari.

Consigli per la Conservazione degli Alimenti:

1. **Freschezza degli Alimenti:** Conservare frutta e verdura in frigorifero per mantenere la loro freschezza. Alcuni ortaggi, come le patate e le cipolle, si conservano meglio in luoghi freschi e asciutti al di fuori del frigorifero.

2. **Preparazione Anticipata:** Lavare e tagliare verdure e frutta subito dopo la spesa può semplificare la preparazione dei pasti durante la settimana. Questo aiuta anche a rendere più facile e

veloce l'opzione di uno spuntino sano.

3. **Utilizzare Contenitori Ermatici:** Conservare alimenti come cereali integrali, noci, semi e legumi in contenitori ermetici aiuta a mantenere la loro freschezza e a proteggerli da umidità e parassiti.

4. **Congelare per Conservare:** Alimenti come il pane integrale, la carne magra e alcuni tipi di frutta e verdura possono essere conservati nel congelatore per estenderne la durata. È utile porzionarli prima di congelarli per una facile utilizzazione.

5. **Attenzione alle Date di Scadenza:** Tenere traccia delle date di scadenza degli alimenti per assicurarsi di consumarli mentre sono ancora freschi e nutrienti.

Seguendo questi consigli per la spesa e la conservazione degli alimenti, è possibile mantenere una cucina ben fornita di ingredienti salutari, ridurre gli sprechi e facilitare la preparazione di pasti antinfiammatori gustosi e nutrienti. Queste pratiche non solo contribuiscono a uno stile di vita sano, ma rendono anche il processo di alimentazione più sostenibile e piacevole.

ADATTARE RICETTE FAMILIARI

L'adattamento di ricette familiari a una versione più antinfiammatoria è un modo eccellente per mantenere il comfort e il piacere del cibo tradizionale, pur ottenendo i benefici di una dieta più salutare. Questo processo non solo aiuta a ridurre l'infiammazione, ma può anche essere un'opportunità per sperimentare in cucina e scoprire nuovi sapori e texture.

Il primo passo nell'adattare le ricette familiari è sostituire gli ingredienti pro-infiammatori con alternative più salutari. Ad esempio, sostituire i grassi saturi come burro e margarina con grassi più sani come l'olio d'oliva extravergine o l'avocado. Questi grassi non solo hanno proprietà antinfiammatorie, ma possono anche arricchire il sapore del piatto.

Un'altra strategia consiste nel ridurre l'uso di zuccheri raffinati, spesso presenti in dolci e dessert. Questi possono essere sostituiti con dolcificanti naturali come il miele, lo sciroppo d'acero o la frutta, che offrono dolcezza insieme a nutrienti benefici. Per le ricette salate, ridurre il sale e utilizzare erbe e spezie per esaltare i sapori è un'ottima alternativa.

Le carni rosse e lavorate, che possono contribuire all'infiammazione, possono essere sostituite con fonti di proteine più salutari come il pesce, il pollo, o opzioni vegetariane come legumi e tofu. Queste fonti di proteine non solo sono più salutari, ma possono anche dare una nuova dimensione alle ricette classiche.

Per quanto riguarda i carboidrati, optare per cereali integrali invece di quelli raffinati è una scelta saggia. Ad esempio, sostituire la pasta bianca con la pasta integrale, il riso bianco con il riso integrale o il quinoa, e utilizzare farine integrali per la panificazione. Questi cambiamenti non solo migliorano il profilo nutrizionale del piatto, ma aggiungono anche una ricca texture e un sapore più intenso.

L'aggiunta di una varietà di verdure a qualsiasi ricetta è un altro modo per aumentare il suo potenziale antinfiammatorio. Incorporare verdure in stufati, zuppe, paste e persino in dessert come torte e muffin può aumentare l'apporto di fibre, vitamine e minerali.

Inoltre, esplorare cucine etniche diverse può essere un ottimo modo per trovare ispirazione su come rendere le ricette tradizionali più salutari. Molte cucine, come quelle mediterranea, asiatica e africana, hanno una lunga storia di piatti deliziosi e nutrienti che si adattano naturalmente a un approccio antinfiammatorio.

Infine, è importante ricordare che la cucina è una questione di sperimentazione e creatività. Adattare le ricette familiari non significa perdere i sapori amati, ma piuttosto arricchirli e migliorarli. Questo processo può essere un'opportunità per riscoprire vecchie ricette sotto una nuova luce, rendendole non solo più salutari, ma anche più gustose e soddisfacenti.

INCORPORARE NUOVI INGREDIENTI E TECNICHE

Incorporare nuovi ingredienti e tecniche nella cucina quotidiana è un passo essenziale verso l'arricchimento della dieta antinfiammatoria. Questo processo non solo aggiunge varietà e interesse al regime alimentare, ma può anche aprire la porta a un mondo di sapori, texture e benefici per la salute che potrebbero essere stati precedentemente trascurati.

Esplorare ingredienti meno conosciuti o non tradizionali può essere un'avventura culinaria entusiasmante. Ad esempio, l'introduzione di cereali antichi come farro, amaranto o teff può offrire una nuova gamma di sapori e texture, oltre a benefici nutrizionali come fibre extra e proteine. Anche i legumi come lenticchie, ceci e fagioli di vari tipi possono essere sperimentati in modi innovativi, come in insalate, burger vegetariani o come base per zuppe e stufati. L'uso di spezie e erbe è un'altra area in cui si può sperimentare. Molti di questi ingredienti non solo aggiungono profondità e complessità ai piatti, ma hanno anche proprietà antinfiammatorie e salutari. Per esempio, la curcuma, con il suo potente principio attivo curcumina, può essere aggiunta a zuppe, risotti e marinature. Erbe fresche come il basilico, il coriandolo o il rosmarino possono trasformare un piatto semplice in qualcosa di speciale.

L'esplorazione di nuove tecniche di cottura può anche arricchire l'esperienza in cucina. Metodi come la cottura a bassa temperatura, la cottura al vapore o l'uso di una pentola a pressione possono mantenere meglio i nutrienti degli alimenti e apportare nuove consistenze ai piatti. La fermentazione casalinga, come fare il proprio yogurt, il kimchi o il kombucha, può essere un modo eccitante per sperimentare e al tempo stesso beneficiare del potere probiotico di questi alimenti.

Incorporare superalimenti nella dieta è un altro modo per ampliare il repertorio culinario. Alimenti come bacche di goji, semi di chia, spirulina o cacao crudo possono essere aggiunti a frullati, yogurt o persino a dolci, offrendo un concentrato di nutrienti antinfiammatori.

Anche l'adozione di influenze da diverse cucine del mondo può portare freschezza e innovazione in cucina. La cucina mediterranea, ad esempio, è nota per i suoi benefici salutari e l'uso abbondante di verdure, cereali integrali e grassi sani. Allo stesso modo, la cucina asiatica, con il suo uso di verdure, tofu e spezie, può offrire ispirazione per piatti antinfiammatori gustosi e salutari.

Infine, è importante ricordare che la cucina è un'arte flessibile e adattabile. Esperimenti in cucina possono non sempre avere successo, ma ogni tentativo è un'opportunità per imparare e crescere come cuoco casalingo. Incorporare nuovi ingredienti e tecniche non solo arricchisce la dieta, ma rende il viaggio verso una vita più sana e antinfiammatoria un'avventura gustosa e soddisfacente.

CAPITOLO 7: 21 GIORNI PER UN CAMBIAMENTO RADICALE: PIANO ALIMENTARE RIVOLUZIONARIO

STRUTTURA E OBIETTIVI DEL PIANO DI 21 GIORNI

Il piano alimentare di 21 giorni è progettato per essere una trasformazione rivoluzionaria nella vita di chiunque desideri adottare uno stile di vita più sano, ridurre l'infiammazione e migliorare il proprio benessere generale. Questo periodo di tre settimane è inteso non solo come un reset temporaneo, ma come l'inizio di un viaggio verso abitudini alimentari più salutari e sostenibili.

Struttura del Piano:

Il piano si basa sulla premessa che ci

vogliono circa tre settimane per sviluppare nuove abitudini. Durante questi 21 giorni, i partecipanti sono guidati attraverso un processo graduale di eliminazione degli alimenti pro-infiammatori e di introduzione di alimenti più salutari e nutrienti.

Nella prima settimana, l'obiettivo è ridurre gradualmente il consumo di alimenti pro-infiammatori come zuccheri raffinati, grassi trans, carne rossa eccessiva e prodotti lattiero-caseari. Si incoraggia anche a ridurre l'uso di cibi trasformati e fast food. Invece, l'enfasi è posta sull'incrementare il consumo di frutta e verdura fresca, cereali integrali e proteine magre.

Durante la seconda settimana, si continua a costruire su queste basi, incorporando più alimenti antinfiammatori come pesci ricchi di omega-3, noci e semi, e spezie come curcuma e zenzero. In questa fase, si inizia a esplorare nuove ricette e modi di cucinare che includono questi ingredienti salutari, affinché il processo di cambiamento sia non solo nutritivo, ma anche gustoso e gratificante.

Nella terza settimana, il focus è sulla consolidazione delle nuove abitudini alimentari. Si incoraggia a sperimentare ulteriormente in cucina, provando nuovi piatti e diversificando ulteriormente l'apporto di nutrienti. In questa fase, l'obiettivo è di far sentire il partecipante a proprio agio con la nuova routine alimentare e di dimostrare che un'alimentazione salutare può essere sostenibile e soddisfacente nel lungo termine.

Obiettivi del Piano:

1. **Ridurre l'Infiammazione:** L'obiettivo principale del piano è ridurre l'infiammazione nel corpo, che è alla base di molte malattie croniche e problemi di salute.

2. **Migliorare il Benessere Generale:** Attraverso una nutrizione migliore, il piano mira a migliorare la salute

generale, aumentare i livelli di energia e promuovere una sensazione di benessere.

3. **Sviluppare Abitudini Alimentari Sane:** Il piano è progettato per aiutare i partecipanti a imparare e adottare abitudini alimentari più salutari, che possano essere mantenute anche dopo la conclusione dei 21 giorni.

4. **Educazione Nutrizionale:** Fornire ai partecipanti la conoscenza necessaria per fare scelte alimentari informate, comprendendo il ruolo dei vari nutrienti e come gli alimenti influenzano il corpo.

5. **Supporto Psicologico:** Considerando che il cambiamento delle abitudini alimentari può essere una sfida, il piano offre strategie per gestire il cambiamento, compresi consigli per affrontare le voglie e come gestire il mangiare emotivo.

In conclusione, il piano di 21 giorni non è solo una dieta temporanea, ma un programma completo che mira a instillare cambiamenti duraturi, fornendo gli strumenti e le conoscenze necessarie per proseguire un percorso di vita sano e antinfiammatorio.

GUIDA GIORNALIERA E SUGGERIMENTI PER I PASTI

Una guida giornaliera dettagliata e suggerimenti per i pasti sono elementi fondamentali nel piano di 21 giorni per un cambiamento radicale nell'alimentazione. Questa struttura aiuta a rimanere focalizzati sugli obiettivi, facilitando la scelta di cibi salutari e assicurando che ogni pasto contribuisca al benessere complessivo e alla riduzione dell'infiammazione.

Inizio della Giornata:

La giornata inizia con una colazione nutriente che fornisce energia sostenuta e nutrienti essenziali. Un'opzione potrebbe essere un frullato verde, composto da spinaci, un pezzo di frutta come una banana o delle bacche, proteine in polvere e un cucchiaio di semi di lino o chia. Questo tipo di colazione è non solo ricca di nutrienti, ma anche veloce da preparare, ideale per chi ha poco tempo al mattino.

Un'altra scelta potrebbe essere una ciotola di avena integrale cotta con latte di mandorla, guarnita con frutta fresca, noci e un pizzico di cannella. L'avena è una ricca fonte di fibre, che aiutano a mantenere stabili i livelli di zucchero nel sangue e promuovono la sazietà.

Pranzo:

Per il pranzo, si consiglia un pasto equilibrato che includa una varietà di verdure, una fonte di proteine magre e un po' di grassi salutari. Un'insalata grande e colorata con verdure miste, petto di pollo alla griglia o tofu, avocado e un dressing a base di olio d'oliva e limone è un'opzione eccellente. L'insalata può essere preparata in anticipo e portata al lavoro o a scuola, rendendola una scelta pratica.

Un'altra alternativa potrebbe essere una zuppa nutriente a base di verdure e legumi, accompagnata da una fetta di pane integrale. Le zuppe sono facili da preparare in grandi quantità e possono essere conservate in frigorifero o congelatore per i pasti successivi.

Spuntini:

Gli spuntini durante il giorno dovrebbero essere leggeri ma nutrienti. Opzioni come una manciata di noci miste, una mela con burro di mandorle, o verdure crude con hummus offrono un mix di proteine, grassi e carboidrati complessi, aiutando a mantenere l'energia e a evitare i cali di zucchero nel sangue.

Cena:

La cena è il momento di godersi un pasto più

sostanzioso e rilassante. Piatti come un filetto di salmone al forno con un contorno di quinoa e verdure arrostite o una padella di verdure miste con tofu o gamberetti offrono un equilibrio di macronutrienti e sono ricchi di ingredienti antinfiammatori.

Dessert:

Per chi desidera qualcosa di dolce dopo cena, optare per opzioni salutari come frutta fresca con un po' di yogurt greco o una manciata di bacche con cioccolato fondente. Questi dessert non solo soddisfano la voglia di dolce, ma forniscono anche nutrienti benefici.

Questo schema giornaliero di pasti è progettato per fornire un'ampia varietà di nutrienti, mantenendo allo stesso tempo i livelli di energia e promuovendo un senso di sazietà e soddisfazione. Seguendo questi suggerimenti, il piano di 21 giorni diventa un percorso gustoso e salutare verso un cambiamento positivo nelle abitudini alimentari.

STRATEGIE DI ADATTAMENTO E FLESSIBILITÀ

Adattare il piano alimentare alle esigenze individuali e mantenere una certa flessibilità è essenziale per il successo a lungo termine di qualsiasi regime alimentare, incluso il piano di 21 giorni. La rigidità eccessiva può portare a frustrazione e fallimento, mentre l'adattabilità può aiutare a incorporare facilmente nuove abitudini salutari nella vita quotidiana.

Innanzitutto, è importante riconoscere che ogni individuo ha esigenze, gusti e stili di vita unici. Pertanto, il piano dovrebbe essere visto come una guida flessibile piuttosto che un insieme rigido di regole. Questo significa essere aperti a fare aggiustamenti in base alle preferenze personali, alle esigenze nutrizionali e alle circostanze della vita. Ad esempio, se un particolare tipo di frutta o verdura non è gradito o non è disponibile, può essere sostituito con un'alternativa simile.

La flessibilità dovrebbe essere applicata anche alle situazioni sociali e ai pasti fuori casa. Invece di evitare eventi sociali o mangiare fuori, è possibile fare scelte consapevoli che si allineino al più possibile con il piano antinfiammatorio. Questo può includere scegliere opzioni di pasto più sane in un ristorante o portare un proprio piatto a una cena per assicurarsi di avere opzioni salutari.

Un altro aspetto della flessibilità è saper gestire le deviazioni dal piano senza colpevolizzarsi. È naturale avere giorni in cui non si segue il piano alla lettera. Invece di considerarlo un fallimento, è importante vederlo come un'opportunità di apprendimento e di crescita. L'obiettivo è di tornare al piano il giorno successivo senza sensi di colpa.

È utile anche essere creativi nella cucina. Sperimentare con ricette e ingredienti può rendere il piano più interessante e meno monotono. Ciò può includere l'adattamento delle ricette familiari per renderle più antinfiammatorie, come discusso in precedenza, o l'esplorazione di nuovi piatti e sapori.

Incorporare anche la flessibilità nel piano di esercizio fisico è importante. Se un giorno non è possibile fare il solito allenamento, si può optare per un'attività fisica alternativa come una passeggiata, una sessione di yoga o semplicemente dedicare del tempo per stirare il corpo. L'obiettivo è rimanere attivi in un modo che si adatti alla giornata e alle circostanze.

Infine, è essenziale ascoltare il proprio corpo e fare aggiustamenti in base a come ci si sente. Questo potrebbe significare modificare le porzioni di cibo, aggiungere o ridurre certi tipi di alimenti, o cambiare il momento della giornata in cui si mangia, in base alle proprie esigenze fisiologiche e ai segnali di fame e sazietà.

In conclusione, adottare un approccio flessibile e adattabile al piano di 21 giorni aumenta notevolmente le possibilità di successo a lungo termine. Questa flessibilità consente di integrare il piano nella vita quotidiana in modo sostenibile, rendendo il processo di cambiamento meno intimidatorio e più piacevole.

MONITORAGGIO DEI PROGRESSI E VALUTAZIONE

Il monitoraggio dei progressi e la valutazione sono passaggi cruciali nel piano alimentare di 21 giorni, poiché forniscono un feedback essenziale sul viaggio verso una vita più sana. Tali valutazioni non si limitano alla misurazione dei cambiamenti fisici, ma includono anche l'analisi di come le modifiche alimentari influenzano il benessere emotivo e mentale.

Per monitorare in modo efficace i progressi, è utile tenere un diario alimentare e di benessere. In questo diario, oltre a registrare i pasti giornalieri, si possono annotare i livelli di energia, l'umore, i modelli di sonno e qualsiasi sintomo fisico, come la digestione o il dolore articolare.

Questo tipo di monitoraggio olistico può rivelare collegamenti tra la dieta e il benessere generale, oltre a identificare eventuali alimenti che potrebbero non essere adatti o che causano reazioni indesiderate.

La valutazione dei progressi può anche includere misurazioni fisiche come il peso, le misure del corpo o l'analisi della composizione corporea. Tuttavia, è importante non focalizzarsi esclusivamente su questi numeri. Il successo del piano deve essere valutato in termini di miglioramento generale della salute e del benessere, non solo dalla perdita di peso o dalla riduzione delle misure.

È anche fondamentale valutare come si sente il proprio corpo durante il piano. Miglioramenti come una maggiore energia, un sonno migliore, una digestione più efficiente o una riduzione dell'infiammazione e del dolore sono tutti indicatori significativi del successo. Questi miglioramenti possono essere più sottili e graduati rispetto ai cambiamenti fisici, ma sono altrettanto importanti.

Un'altra componente importante del monitoraggio è la riflessione sulle abitudini alimentari e sul rapporto con il cibo. Si può considerare come il piano abbia influenzato il comportamento alimentare, la tendenza al mangiare emotivo o la capacità di fare scelte alimentari consapevoli. La consapevolezza e il controllo del proprio comportamento alimentare sono indicatori importanti di un cambiamento positivo.

Inoltre, si dovrebbe valutare l'impatto del piano sulle attività quotidiane e sulle relazioni sociali. Una dieta sana dovrebbe integrarsi armoniosamente nella vita quotidiana senza causare stress eccessivo o isolamento sociale. Se seguire il piano diventa un onere o interrompe le interazioni sociali, potrebbe essere necessario riconsiderare e adattare l'approccio.

Infine, è essenziale essere pazienti e gentili con se stessi durante il processo di valutazione. Il cambiamento richiede tempo e può presentare sfide lungo il percorso. Celebrare i piccoli successi e apprendere dalle difficoltà sono parti importanti del viaggio verso un cambiamento duraturo e significativo.

In conclusione, il monitoraggio e la valutazione nel piano di 21 giorni sono essenziali per comprendere l'impatto completo delle modifiche dietetiche e dello stile di vita. Questa valutazione olistica incoraggia una visione più completa della salute e del benessere e aiuta a guidare i cambiamenti futuri per mantenere e migliorare ulteriormente i risultati ottenuti. Inizio modulo

TRANSIZIONE VERSO UNA DIETA A LUNGO TERMINE

La transizione da un piano alimentare di 21 giorni a una dieta a lungo termine è un passaggio fondamentale che consente di mantenere e costruire sui benefici ottenuti durante il periodo iniziale. Questa fase è cruciale per stabilire un approccio sostenibile all'alimentazione, che possa essere mantenuto nel tempo e che si adatti alle esigenze e allo stile di vita individuali.

Dopo i primi 21 giorni, è importante riflettere sull'esperienza vissuta: quali abitudini si sono rivelate più benefiche, quali cibi hanno portato maggiore soddisfazione e benessere, e quali sfide sono state incontrate. Questa autovalutazione aiuta a identificare quali aspetti del piano possono essere integrati in modo permanente nella routine quotidiana.

Un elemento chiave nella transizione è la flessibilità. Mentre il piano di 21 giorni può essere stato più strutturato, l'approccio a lungo termine dovrebbe permettere maggiore adattabilità. Ciò non significa abbandonare le sane abitudini acquisite, ma piuttosto imparare a bilanciare la dieta antinfiammatoria con le occasioni sociali, i giorni festivi e i momenti in cui si desidera concedersi qualcosa di speciale.

Incorporare gradualmente più varietà nella dieta può anche aiutare a mantenere l'interesse e la motivazione. Esplorare nuovi alimenti e ricette, sperimentare con diversi metodi di cottura e assaporare cucine di diverse culture sono modi per mantenere viva la dieta e assicurare un ampio apporto di nutrienti diversi.

È anche essenziale stabilire obiettivi realistici e sostenibili. Questi obiettivi dovrebbero andare oltre la perdita di peso o la riduzione dell'infiammazione, includendo aspetti come il miglioramento della qualità del sonno, l'aumento dei livelli di energia o il miglioramento della salute mentale. Stabilire obiettivi chiari può fornire una direzione e un senso di scopo nella scelta degli alimenti e delle abitudini alimentari.

Un altro aspetto fondamentale è continuare a educarsi sull'alimentazione e la salute. Leggere libri, seguire blog o partecipare a workshop può fornire nuove informazioni e ispirazioni. Mantenere una mente aperta e curiosa aiuta a rimanere aggiornati sulle ultime ricerche e consigli sulla nutrizione.

Infine, è importante ricordare che il viaggio

verso una dieta sana è personale e unico. Ciò che funziona per una persona potrebbe non essere adatto per un'altra. Ascoltare il proprio corpo e adattare la dieta alle proprie esigenze individuali è essenziale. Questo può significare fare aggiustamenti nel tempo, a seconda dei cambiamenti nel proprio corpo, nella propria vita e nelle proprie esigenze nutrizionali.

In conclusione, la transizione verso una dieta a lungo termine dopo il piano di 21 giorni è un processo evolutivo che richiede riflessione, flessibilità e impegno. Adottare un approccio equilibrato e personalizzato alla nutrizione è la chiave per mantenere i benefici della dieta antinfiammatoria e per promuovere una salute duratura e un benessere generale.

CAPITOLO 8: RICETTE GUSTOSE: IL BUONGIORNO SI VEDE DAL MATTINO

SMOOTHIE E FRULLATI ENERGIZZANTI

1. Smoothie Verde Rivitalizzante:
- Ingredienti:
    - 1 tazza di spinaci freschi
    - 1 mela verde, tagliata a pezzi
    - 1/2 cetriolo, tagliato a pezzi
    - Il succo di 1/2 limone
    - 1 pezzetto di zenzero fresco (circa 1 cm)
    - 1 tazza di acqua di cocco o acqua normale
    - Un pugno di cubetti di ghiaccio
- Preparazione: Mettere tutti gli ingredienti in un frullatore e frullare fino ad ottenere un

composto omogeneo e liscio.
Questo smoothie verde è
perfetto per un inizio di giornata
fresco e ricco di nutrienti, con un
tocco di gusto dato dallo zenzero
e dal limone.

2. Frullato di Bacche e Semi di Chia:
- Ingredienti:
    - 1 tazza di bacche miste
      (fragole, mirtilli, lamponi)
    - 1 banana matura
    - 2 cucchiai di semi di chia
    - 1 tazza di latte di mandorla
      o latte di soia
    - 1 cucchiaino di miele o
      sciroppo d'acero (opzionale)
- Preparazione: Lasciare i semi di
  chia in ammollo nel latte per
  circa 10 minuti, poi aggiungerli al
  frullatore insieme alle bacche,
  alla banana e al dolcificante.
  Frullare fino a ottenere un
  composto cremoso. Questo

frullato è ricco di antiossidanti e omega-3, perfetto per un'energia duratura.

3. Smoothie Tropicale con Curcuma:

- Ingredienti:
    - 1 tazza di ananas fresco, tagliato a pezzi
    - 1 banana matura
    - 1/2 tazza di mango, tagliato a pezzi
    - 1/2 cucchiaino di curcuma in polvere
    - 1 tazza di yogurt greco o yogurt di cocco
    - Un pizzico di pepe nero (per attivare la curcuma)
- Preparazione: Unire tutti gli ingredienti nel frullatore e frullare fino a ottenere un composto liscio e omogeneo. Questo smoothie abbina la dolcezza tropicale con i benefici antinfiammatori della curcuma,

creando un mix perfetto per una mattinata piena di energia.

4. Frullato Proteico di Avocado e Cacao:

- Ingredienti:
    - 1/2 avocado maturo
    - 2 cucchiai di cacao in polvere
    - 1 banana matura
    - 1 tazza di latte di mandorla o un'altra bevanda vegetale
    - 1 cucchiaio di burro di mandorla o burro di arachidi
    - 1 cucchiaino di miele o sciroppo d'acero (opzionale)
- Preparazione: Combinare tutti gli ingredienti nel frullatore e frullare fino a ottenere una consistenza cremosa e liscia. Questo frullato offre un'eccellente combinazione di grassi sani, proteine e un tocco di dolcezza, ideale per un inizio di giornata nutriente e saziante.

Ognuna di queste ricette di smoothie e frullati è progettata per fornire un mix bilanciato di nutrienti essenziali, contribuendo a un inizio di giornata energico e antinfiammatorio. Sono perfetti per chi cerca un'opzione salutare, veloce e deliziosa per la colazione.

CEREALI INTEGRALI E PORRIDGE RINVIGORENTI

1. Porridge di Avena e Mela alla Cannella:

- Ingredienti:
    - 1 tazza di fiocchi di avena integrali
    - 2 tazze di latte di mandorla o latte di avena
    - 1 mela, tagliata a dadini
    - 1 cucchiaino di cannella in polvere
    - 1 pizzico di noce moscata
    - 1 cucchiaio di miele o sciroppo d'acero
    - Un pugno di noci tritate (opzionale)
- Preparazione: In una pentola, mescolare l'avena, il latte e le mele. Cuocere a fuoco lento fino a quando l'avena non diventa morbida. Aggiungere cannella, noce moscata e dolcificante a

piacere. Servire caldo, guarnito con noci tritate per aggiungere croccantezza.

2. Porridge di Quinoa con Bacche e Semi di Chia:

- Ingredienti:
    - 1/2 tazza di quinoa cruda, ben sciacquata
    - 1 tazza di latte di cocco o di mandorla
    - 1 tazza di acqua
    - 1/2 tazza di bacche miste (fresche o congelate)
    - 2 cucchiai di semi di chia
    - 1 cucchiaio di sciroppo d'acero o miele
    - Un pizzico di sale
- Preparazione: In una pentola, combinare la quinoa, il latte, l'acqua e il sale. Portare a ebollizione, quindi ridurre il calore e cuocere coperto per 15 minuti. Aggiungere i semi di chia

e lasciare riposare per 5 minuti.
Servire con bacche e dolcificare a
piacere.

3. Porridge di Farro con Pere e Zenzero:
- Ingredienti:
    - 1 tazza di farro, ammollato
      durante la notte
    - 2 tazze di latte di riso o di
      soia
    - 1 pera, tagliata a dadini
    - 1/2 cucchiaino di zenzero
      fresco grattugiato
    - 1 cucchiaino di miele o
      sciroppo d'acero
    - Un pizzico di cannella
      (opzionale)
- Preparazione: Sciacquare il farro
  ammollato e cuocerlo nel latte
  con lo zenzero grattugiato fino a
  che non diventa tenero.
  Aggiungere la pera negli ultimi
  minuti di cottura. Dolcificare a
  piacere e aggiungere un pizzico di

cannella per un sapore extra.

4. Porridge di Orzo Tostato con Prugne e Mandorle:

- Ingredienti:
    - 1 tazza di orzo perlato
    - 2 tazze di latte di nocciola o latte di mandorla
    - 1/2 tazza di prugne secche, tagliate a pezzi
    - 1/2 cucchiaino di estratto di vaniglia
    - 1 cucchiaio di miele o sciroppo d'acero
    - Un pugno di mandorle tritate
- Preparazione: Tostare leggermente l'orzo in una pentola secca. Aggiungere il latte e portare a ebollizione. Ridurre il calore e cuocere fino a che l'orzo non diventa morbido. Aggiungere prugne, vaniglia e dolcificare a piacere. Servire caldo con

mandorle tritate per un tocco croccante.

Ognuna di queste ricette offre una colazione nutriente e rinvigorente, combinando la bontà dei cereali integrali con i sapori dolci della frutta e il tocco aromatico delle spezie. Sono perfette per iniziare la giornata con energia, nutrimento e gusto, adattandosi perfettamente a un regime alimentare antinfiammatorio.

UOVA E PIATTI PROTEICI

1. Frittata Mediterranea:

- Ingredienti:
    - 4 uova grandi
    - 1/2 tazza di spinaci freschi tritati
    - 1/4 tazza di pomodori secchi, tritati
    - 1/4 tazza di olive nere, denocciolate e tritate
    - 1/4 tazza di feta sbriciolata
    - 1 cucchiaio di olio d'oliva extravergine
    - Sale e pepe a piacere
- Preparazione: In una padella antiaderente, scaldare l'olio d'oliva e cuocere gli spinaci fino a quando non si ammorbidiscono. Sbattere le uova in una ciotola, aggiungere sale e pepe, e versarle nella padella. Cospargere con pomodori secchi, olive e feta. Cuocere a fuoco medio-basso

fino a quando l'uovo non si è rappreso. Piegare a metà e servire.

2. Muffin di Uova e Verdure:

- Ingredienti:
  - 6 uova grandi
  - 1/2 tazza di peperoni tritati
  - 1/2 tazza di zucchine tritate
  - 1/4 tazza di cipolle tritate
  - Sale e pepe a piacere
  - Olio d'oliva o spray da cucina per ungere
- Preparazione: Preriscaldare il forno a 180°C. Ungere una teglia per muffin. In una ciotola, sbattere le uova con sale e pepe. Aggiungere peperoni, zucchine e cipolle. Versare il composto nelle cavità della teglia per muffin e cuocere per 15-20 minuti o fino a quando i muffin sono ben cotti.

3. Scramble di Tofu alla Curcuma:

- Ingredienti:
  - 1 blocco di tofu morbido, sgocciolato e sbriciolato
  - 1/2 cucchiaino di curcuma in polvere
  - 1/4 cucchiaino di sale
  - 1/4 tazza di cipolle tritate
  - 1/4 tazza di pomodori tritati
  - 1 cucchiaio di olio d'oliva extravergine
- Preparazione: In una padella, scaldare l'olio d'oliva e soffriggere le cipolle fino a doratura. Aggiungere il tofu sbriciolato, la curcuma e il sale. Cuocere mescolando fino a quando il tofu non è ben cotto e assomiglia a uova strapazzate. Aggiungere i pomodori e cuocere per altri 2-3 minuti.

4. Insalata di Spinaci con Uova Sode e Avocado:

- Ingredienti:

- 2 uova sode, tagliate a fette
- 2 tazze di spinaci freschi
- 1 avocado maturo, tagliato a cubetti
- 1/4 tazza di mandorle tostate
- Dressing: succo di limone, olio d'oliva, sale e pepe
- Preparazione: Disporre gli spinaci in un'insalatiera. Aggiungere sopra le uova sode, l'avocado e le mandorle. Preparare un dressing con succo di limone, olio d'oliva, sale e pepe, e versarlo sull'insalata prima di servire.

Queste ricette offrono un'ampia varietà di opzioni proteiche, ideali per colazioni, pranzi o cene salutari. Ogni piatto combina sapori deliziosi con un alto contenuto di nutrienti essenziali, adattandosi perfettamente a un regime alimentare equilibrato e antinfiammatorio.

FRUTTA FRESCA E TOPPING ANTIOSSIDANTI

1. Ciotola di Frutta Tropicale con Topping di Semi di Chia:

- Ingredienti:
    - 1 tazza di ananas fresco, tagliato a cubetti
    - 1 tazza di mango, tagliato a cubetti
    - 1 banana, affettata
    - 2 cucchiai di semi di chia
    - 1/4 tazza di cocco grattugiato
    - 1/4 tazza di yogurt greco o di cocco
- Preparazione: In una ciotola grande, combinare l'ananas, il mango e la banana. Cospargere i semi di chia e il cocco grattugiato. Aggiungere uno strato di yogurt sopra la frutta. Questa ciotola è una fonte ricca di vitamine, fibre e antiossidanti, perfetta per una colazione o uno spuntino

energizzante.

2. Parfait di Bacche e Noci Pecan:

- Ingredienti:
    - 1 tazza di bacche miste (mirtilli, lamponi, fragole)
    - 1/2 tazza di yogurt greco o di cocco
    - 1/4 tazza di noci pecan, tritate
    - 1 cucchiaio di miele o sciroppo d'acero
    - 1 pizzico di cannella
- Preparazione: In un bicchiere o una ciotola, alternare strati di yogurt e bacche. Cospargere con noci pecan tritate, un filo di miele o sciroppo d'acero e una spolverata di cannella. Questo parfait è ricco di antiossidanti e offre una combinazione perfetta di dolcezza e croccantezza.

3. Insalata di Frutta con Zenzero e

Limone:

- Ingredienti:
    - 2 kiwi, pelati e affettati
    - 1 tazza di anguria, tagliata a cubetti
    - 1 tazza di uva, tagliata a metà
    - 1 cucchiaino di zenzero fresco, grattugiato
    - Il succo di 1 limone
    - Foglie di menta fresca per guarnire
- Preparazione: In una ciotola, combinare il kiwi, l'anguria e l'uva. Aggiungere lo zenzero grattugiato e il succo di limone, mescolando delicatamente. Lasciare riposare per 10 minuti per permettere ai sapori di amalgamarsi. Servire guarnito con foglie di menta fresca.

4. Spiedini di Frutta con Salsa al Cioccolato Fondente:

- Ingredienti:

- Frutta assortita (banane, fragole, ananas, melone), tagliata a pezzi
- 100g di cioccolato fondente, fuso
- Stuzzicadenti o spiedini di legno
- Preparazione: Infilzare pezzi di frutta sugli stuzzicadenti o spiedini. Disporre gli spiedini su un piatto. Sciogliere il cioccolato fondente a bagnomaria o nel microonde e versarlo in una ciotolina per intingere. Questi spiedini sono un dessert gustoso e divertente, con il beneficio aggiuntivo degli antiossidanti nel cioccolato fondente.

Queste ricette con frutta fresca e topping antiossidanti sono ideali per godersi i benefici della frutta in modi creativi e deliziosi.

TÈ, INFUSI E BEVANDE NUTRIENTI

1. Tè Verde Matcha Energizzante:

- Ingredienti:
    - 1 cucchiaino di polvere di tè matcha
    - 1 tazza di acqua calda (non bollente)
    - 1 cucchiaio di miele o sciroppo d'acero (opzionale)
    - Latte di mandorla o di cocco per un tocco cremoso (opzionale)
- Preparazione: In una tazza, setacciare la polvere di matcha per evitare grumi. Aggiungere un po' d'acqua calda e mescolare vigorosamente fino a ottenere una pasta liscia. Aggiungere il resto dell'acqua e mescolare. Dolcificare a piacere e, se desiderato, aggiungere un po' di latte per una consistenza cremosa. Il matcha è ricco di

antiossidanti e offre un impulso di energia naturale.

2. Infuso di Zenzero e Limone:

- Ingredienti:
    - 1 pezzo di zenzero fresco (circa 5 cm), pelato e affettato
    - Il succo di 1 limone
    - 1 cucchiaino di miele o sciroppo d'acero
    - 1 tazza di acqua calda
- Preparazione: Mettere lo zenzero in una tazza e versarvi sopra l'acqua calda. Lasciare in infusione per 5-10 minuti. Aggiungere il succo di limone e dolcificare con miele o sciroppo d'acero. Questa bevanda è perfetta per stimolare la digestione e riscaldare il corpo.

3. Latte Dorato alla Curcuma:

- Ingredienti:

- 1 cucchiaino di curcuma in polvere
- 1/4 cucchiaino di pepe nero (per aumentare l'assorbimento della curcuma)
- 1/2 cucchiaino di cannella in polvere
- 1 tazza di latte di mandorla o di cocco
- 1 cucchiaino di olio di cocco
- 1 cucchiaino di miele o sciroppo d'acero
- Preparazione: In una pentola piccola, scaldare il latte con la curcuma, il pepe nero e la cannella. Aggiungere l'olio di cocco e dolcificare con miele o sciroppo d'acero. Portare quasi a ebollizione, poi spegnere il fuoco. Questo latte dorato è noto per le sue proprietà antinfiammatorie e calmanti.

4. Acqua Detox al Cetriolo e Menta:

- Ingredienti:
    - 1 cetriolo, tagliato a fette sottili
    - 10 foglie di menta fresca
    - Il succo di 1 limone
    - 1 litro di acqua
- Preparazione: In una caraffa, combinare il cetriolo, la menta e il succo di limone. Aggiungere l'acqua e mescolare bene. Lasciare in frigorifero per almeno un'ora prima di servire. Questa acqua detox è rinfrescante e aiuta a idratare il corpo, purificandolo allo stesso tempo.

Ognuna di queste ricette di tè, infusi e bevande nutrienti è progettata per offrire benefici specifici per la salute, dall'energia al rilassamento, alla detossificazione. Sono modi deliziosi e salutari per idratarsi e godere dei vantaggi delle erbe, delle spezie e degli ingredienti naturali.

CAPITOLO 9: RICETTE GUSTOSE: QUANDO LA NATURA CI VIENE IN AIUTO

INSALATE FRESCHE E CROCCANTI

1. Insalata di Cavolo Riccio e Mirtilli:
- Ingredienti:
    - 2 tazze di cavolo riccio, tritato finemente
    - 1 tazza di mirtilli freschi
    - 1/2 tazza di mandorle a lamelle, tostate
    - 1/4 tazza di formaggio feta, sbriciolato
    - Per il dressing: 3 cucchiai di olio d'oliva extravergine, 1 cucchiaio di aceto di mele, 1 cucchiaino di miele, sale e pepe a piacere
- Preparazione: In una grande ciotola, unire il cavolo riccio, i

mirtilli, le mandorle e il feta. In una ciotolina separata, mescolare gli ingredienti per il dressing e versarlo sull'insalata. Mescolare bene prima di servire. Questa insalata unisce la croccantezza del cavolo con la dolcezza dei mirtilli e la ricchezza delle mandorle.

2. Insalata di Quinoa, Ceci e Pomodori:

- Ingredienti:
    - 1 tazza di quinoa cotta
    - 1 lattina di ceci, sciacquati e sgocciolati
    - 1 tazza di pomodori ciliegia, tagliati a metà
    - 1 cetriolo, tagliato a cubetti
    - 1/4 tazza di cipolla rossa, tritata finemente
    - Per il dressing: succo di 1 limone, 3 cucchiai di olio d'oliva extravergine, 1 cucchiaino di senape di Dijon, sale e pepe a piacere

- Preparazione: Unire la quinoa, i ceci, i pomodori, il cetriolo e la cipolla rossa in una ciotola grande. Preparare il dressing mescolando il succo di limone, l'olio d'oliva, la senape, il sale e il pepe, poi versarlo sull'insalata e mescolare bene. Questa insalata è ricca di proteine e sapori freschi.

3. Insalata di Spinaci, Avocado e Semi di Girasole:

- Ingredienti:
  - 2 tazze di spinaci freschi
  - 1 avocado maturo, tagliato a cubetti
  - 1/4 tazza di semi di girasole tostati
  - 1/2 tazza di peperoni rossi, tagliati a strisce
  - Per il dressing: 3 cucchiai di olio d'oliva extravergine, 1 cucchiaio di aceto balsamico, 1 cucchiaino di miele, sale e

pepe a piacere

- Preparazione: Combinare gli spinaci, l'avocado, i semi di girasole e i peperoni in una ciotola. Mescolare gli ingredienti per il dressing in una ciotolina separata e versarlo sull'insalata. Mescolare delicatamente prima di servire. Quest'insalata offre un perfetto equilibrio di texture e sapori, con la cremosità dell'avocado e il croccante dei semi di girasole.

4. Insalata Greca Rivisitata:

- Ingredienti:
  - 2 tazze di lattuga romana, tagliata a pezzi
  - 1 tazza di pomodori ciliegia, tagliati a metà
  - 1 cetriolo, tagliato a cubetti
  - 1/2 tazza di olive Kalamata, denocciolate
  - 1/4 tazza di cipolla rossa,

affettata sottilmente
- 1/2 tazza di tofu feta (o feta tradizionale)
- Per il dressing: 3 cucchiai di olio d'oliva extravergine, 1 cucchiaio di succo di limone, 1 cucchiaino di origano secco, sale e pepe a piacere
- Preparazione: In una ciotola grande, combinare la lattuga, i pomodori, il cetriolo, le olive e la cipolla rossa. Sbriciolare il tofu feta sopra l'insalata. Preparare il dressing mescolando l'olio, il succo di limone, l'origano, il sale e il pepe, poi versarlo sull'insalata e mescolare bene. Questa insalata classica offre una freschezza mediterranea con un tocco di sapore unico dato dal tofu feta.

Ognuna di queste ricette di insalate fresche e croccanti è ideata per offrire un'esperienza gustativa ricca e soddisfacente, combinando ingredienti salutari con sapori vibranti e texture invitanti. Perfette come pasto leggero o come contorno, queste insalate sono un modo delizioso per godere dei benefici degli alimenti antinfiammatori.

VERDURE AL VAPORE: SAPORE E SALUTE

1. Broccoli al Vapore con Salsa Tahini al Limone:

- Ingredienti:
    - 1 testa di broccoli, tagliata in cimette
    - 2 cucchiai di tahini (pasta di sesamo)
    - 1 cucchiaio di succo di limone fresco
    - 1 spicchio d'aglio, tritato finemente
    - Sale e pepe nero a piacere
    - Semi di sesamo per guarnire
- Preparazione: Cuocere i broccoli al vapore fino a quando non sono teneri ma ancora croccanti. In una ciotola piccola, mescolare il tahini, il succo di limone, l'aglio, il sale e il pepe. Versare la salsa sui broccoli cotti e cospargere con semi di sesamo. Questo piatto combina la croccantezza dei

broccoli con il sapore ricco e cremoso della salsa tahini.

2. Carote al Vapore con Miele e Timo:

- Ingredienti:
    - 6 carote medie, tagliate a bastoncini
    - 2 cucchiai di miele
    - 1 cucchiaio di olio d'oliva extravergine
    - 1 cucchiaio di timo fresco, tritato
    - Sale e pepe nero a piacere
- Preparazione: Cuocere le carote al vapore fino a che non sono tenere. In una ciotola piccola, mescolare il miele, l'olio d'oliva, il timo, il sale e il pepe. Versare questa miscela sulle carote cotte e mescolare bene per ricoprirle uniformemente. Le carote così preparate offrono una perfetta combinazione di dolcezza e aroma erbaceo.

3. Zucchine al Vapore con Pesto di Basilico:

- Ingredienti:
  - 2 zucchine medie, tagliate a rondelle
  - 1/4 tazza di pesto di basilico fresco
  - 2 cucchiai di pinoli tostati
  - Sale e pepe nero a piacere
- Preparazione: Cuocere le zucchine al vapore fino a quando sono tenere. In una ciotola, mescolare le zucchine cotte con il pesto di basilico. Aggiustare di sale e pepe. Guarnire con i pinoli tostati prima di servire. Questo piatto offre un gusto fresco e aromatico, ideale per un contorno leggero ma saporito.

4. Fagiolini al Vapore con Burro alle Erbe:

- Ingredienti:
  - 1 tazza di fagiolini, estremità

rimosse

- 2 cucchiai di burro, ammorbidito (o alternativa vegetale)
- 1 cucchiaio di erbe fresche tritate (prezzemolo, erba cipollina)
- 1 spicchio d'aglio, tritato finemente
- Sale e pepe nero a piacere
- Preparazione: Cuocere i fagiolini al vapore fino a che non sono croccanti ma teneri. In una ciotola piccola, mescolare il burro con l'aglio, le erbe, il sale e il pepe. Una volta cotti i fagiolini, unirli al burro alle erbe, mescolando fino a che non sono ben conditi. Questa preparazione trasforma i semplici fagiolini in un contorno ricco di sapori.

Queste ricette mostrano come la cottura a vapore possa preservare la naturale freschezza e le proprietà nutritive delle verdure, mentre l'aggiunta di condimenti e salse può elevare questi piatti a nuovi livelli di gusto, rendendoli tanto salutari quanto deliziosi.

LEGUMI: FONTI DI PROTEINE E FIBRE

1. Zuppa di Lenticchie al Pomodoro e Spinaci:

- Ingredienti:
  - 1 tazza di lenticchie rosse, sciacquate e scolate
  - 1 cipolla media, tritata
  - 2 spicchi d'aglio, tritati
  - 1 lattina di pomodori pelati
  - 4 tazze di brodo vegetale
  - 2 tazze di spinaci freschi
  - 1 cucchiaino di cumino in polvere
  - 1 cucchiaino di paprika
  - Sale e pepe a piacere
  - Olio d'oliva per soffriggere
- Preparazione: In una pentola grande, soffriggere la cipolla e l'aglio in olio d'oliva fino a che non diventano trasparenti. Aggiungere le lenticchie, i pomodori, il brodo, il cumino e la paprika. Portare a ebollizione e

poi lasciare sobbollire fino a che le lenticchie non sono tenere. Aggiungere gli spinaci e cuocere fino a che non appassiscono. Condire con sale e pepe.

2. Insalata di Ceci Mediterranea:
- Ingredienti:
    - 1 lattina di ceci, sciacquati e sgocciolati
    - 1 cetriolo, tagliato a cubetti
    - 1 tazza di pomodori ciliegia, tagliati a metà
    - 1/2 tazza di olive Kalamata, denocciolate
    - 1/4 tazza di cipolla rossa, affettata sottilmente
    - 1/4 tazza di feta sbriciolata
    - Per il dressing: 3 cucchiai di olio d'oliva extravergine, 1 cucchiaio di succo di limone, 1 cucchiaino di origano secco, sale e pepe a piacere
- Preparazione: In una ciotola

grande, combinare ceci, cetriolo, pomodori, olive, cipolla e feta. Mescolare gli ingredienti del dressing in una ciotola separata e poi versarlo sull'insalata. Mescolare bene e servire fresco.

3. Curry di Fagioli Neri e Riso Integrale:

- Ingredienti:
  - 1 lattina di fagioli neri, sciacquati e sgocciolati
  - 1 cipolla, tritata
  - 2 spicchi d'aglio, tritati
  - 1 peperone rosso, tagliato a cubetti
  - 1 tazza di riso integrale, cotto
  - 2 cucchiaini di curry in polvere
  - 1 lattina di latte di cocco
  - Sale e pepe a piacere
  - Olio d'oliva per soffriggere
- Preparazione: In una padella capiente, soffriggere la cipolla, l'aglio e il peperone in olio d'oliva.

Aggiungere i fagioli neri, il curry, il latte di cocco e cuocere a fuoco lento per circa 10 minuti. Servire sopra al riso integrale cotto, condire con sale e pepe.

4. Hummus di Ceci con Paprika Affumicata:
- Ingredienti:
    - 1 lattina di ceci, sciacquati e sgocciolati
    - 2 cucchiai di tahini
    - 1 spicchio d'aglio
    - Il succo di 1 limone
    - 1 cucchiaino di paprika affumicata
    - Sale e pepe a piacere
    - Olio d'oliva extravergine per guarnire
- Preparazione: In un frullatore, unire ceci, tahini, aglio, succo di limone, paprika, sale e pepe. Frullare fino a ottenere una consistenza liscia e cremosa,

aggiungendo un po' d'acqua se necessario. Servire guarnito con un filo d'olio d'oliva e una spolverata di paprika.

Queste ricette mettono in risalto la versatilità e il valore nutrizionale dei legumi, trasformandoli in piatti deliziosi e nutrienti, perfetti per integrare proteine e fibre in una dieta equilibrata.

CONTORNI DI RADICI E TUBERI RICCHI DI NUTRIENTI

1. Patate Dolci Arrosto con Rosmarino:

- Ingredienti:
    - 2 patate dolci grandi, pelate e tagliate a cubetti
    - 2 cucchiai di olio d'oliva extravergine
    - 2 rametti di rosmarino fresco, tritato finemente
    - Sale e pepe nero a piacere
- Preparazione: Preriscaldare il forno a 200°C. In una ciotola, mescolare le patate dolci con l'olio d'oliva, il rosmarino tritato, sale e pepe. Disporre le patate su una teglia foderata con carta da forno in un singolo strato. Cuocere in forno per circa 25-30 minuti o fino a quando sono dorate e tenere. Servire calde come contorno saporito e nutrienti.

2. Barbabietole Saltate con Aceto Balsamico:

- Ingredienti:
    - 4 barbabietole medie, pelate e tagliate a fettine
    - 2 cucchiai di olio d'oliva extravergine
    - 2 cucchiai di aceto balsamico
    - 1 cucchiaino di miele
    - Sale e pepe nero a piacere
- Preparazione: In una padella, scaldare l'olio d'oliva e aggiungere le barbabietole. Cuocere a fuoco medio per circa 10 minuti, girandole occasionalmente. Aggiungere l'aceto balsamico e il miele, cuocere per altri 5 minuti finché le barbabietole non sono caramellate e tenere. Condire con sale e pepe prima di servire. Queste barbabietole offrono un gusto dolce e terroso con un tocco di acidità.

3. Purè di Pastinaca al Timo:

- Ingredienti:
    - 4 pastinache grandi, pelate e tagliate a pezzi
    - 3 cucchiai di burro o alternativa vegetale
    - 1/4 tazza di latte o latte vegetale
    - 1 cucchiaio di timo fresco, tritato
    - Sale e pepe a piacere
- Preparazione: Cuocere le pastinache in acqua bollente salata fino a quando non sono molto tenere. Scolarle e ridurle in purè con un passaverdure o uno schiacciapatate. Aggiungere il burro, il latte, il timo, sale e pepe, mescolando fino ad ottenere una consistenza liscia e cremosa. Servire caldo come contorno elegante e confortante.

4. Carote Arrostite con Zenzero e Miele:

- Ingredienti:
    - 6 carote medie, pelate e tagliate a bastoncini
    - 2 cucchiai di miele
    - 2 cucchiai di olio d'oliva extravergine
    - 1 cucchiaino di zenzero fresco, grattugiato
    - Sale e pepe a piacere
- Preparazione: Preriscaldare il forno a 200°C. In una ciotola, mescolare le carote con il miele, l'olio d'oliva, lo zenzero grattugiato, sale e pepe. Disporre le carote su una teglia e arrostire in forno per 20-25 minuti, girandole a metà cottura, fino a quando non sono caramellate e tenere. Queste carote offrono una deliziosa combinazione di dolcezza e spezie.

Queste ricette trasformano radici e tuberi in contorni gustosi e ricchi di nutrienti, perfetti per accompagnare una varietà di piatti principali. Ogni ricetta mette in risalto i sapori naturali di questi vegetali, arricchendoli con aromi e condimenti che ne esaltano il gusto.

GRATINATI VEGETALI: GUSTO E BENESSERE

1. Gratin di Zucchine e Pomodoro:

- Ingredienti:
    - 3 zucchine medie, tagliate a rondelle
    - 3 pomodori maturi, tagliati a rondelle
    - 1 tazza di formaggio grattugiato (mozzarella o un'alternativa vegana)
    - 2 spicchi d'aglio, tritati finemente
    - 2 cucchiai di olio d'oliva extravergine
    - Sale e pepe a piacere
    - 1/2 cucchiaino di origano secco
- Preparazione: Pre-riscaldare il forno a 180°C. In una pirofila, alternare strati di zucchine e pomodori, cospargere con aglio, sale, pepe, origano e un filo d'olio d'oliva. Coprire con il formaggio

grattugiato. Cuocere in forno per 25-30 minuti o fino a quando il formaggio è dorato e le verdure sono tenere.

2. Gratin di Cavolfiore al Curry:
- Ingredienti:
    - 1 cavolfiore medio, diviso in cimette
    - 1 tazza di besciamella (o una versione vegana)
    - 2 cucchiaini di curry in polvere
    - 1/2 tazza di formaggio grattugiato (cheddar o alternativa vegana)
    - Sale e pepe a piacere
- Preparazione: Cuocere il cavolfiore al vapore fino a quando non è tenero. In una ciotola, mescolare la besciamella con il curry, sale e pepe. Disporre il cavolfiore in una pirofila, versare sopra la besciamella al curry e

cospargere con il formaggio. Cuocere in forno a 180°C per 20 minuti o fino a quando la superficie è dorata e croccante.

3. Gratin di Patate Dolci e Spinaci:

- Ingredienti:
    - 2 patate dolci grandi, tagliate a fette sottili
    - 2 tazze di spinaci freschi
    - 1 tazza di crema di formaggio (o alternativa vegana)
    - 1/2 tazza di latte (o latte vegetale)
    - 1/2 cucchiaino di noce moscata
    - Sale e pepe a piacere
    - 1/2 tazza di parmigiano grattugiato (o alternativa vegana)
- Preparazione: Sbollentare le fette di patate dolci per 5 minuti. In una padella, cuocere gli spinaci fino a che non appassiscono. In una

pirofila, alternare strati di patate dolci, spinaci e crema di formaggio. Mescolare il latte con la noce moscata, sale e pepe e versarlo sopra gli strati. Cospargere con il parmigiano e cuocere in forno a 180°C per circa 30 minuti.

4. Gratin di Melanzane alla Parmigiana:

- Ingredienti:
    - 2 melanzane grandi, tagliate a fette lunghe
    - 2 tazze di salsa di pomodoro
    - 1 tazza di formaggio mozzarella grattugiato (o alternativa vegana)
    - 1/2 tazza di parmigiano grattugiato (o alternativa vegana)
    - 2 spicchi d'aglio, tritati
    - Olio d'oliva per soffriggere
    - Sale e pepe a piacere
- Preparazione: Grigliare le fette di

melanzane su una griglia ben calda fino a quando sono morbide. In una pirofila, alternare strati di melanzane, salsa di pomodoro, aglio, mozzarella e parmigiano. Condire ogni strato con sale e pepe. Cuocere in forno a 180°C per 35-40 minuti o fino a quando la superficie è dorata e le melanzane sono tenere.

Ognuna di queste ricette di gratinati vegetali combina la ricchezza dei sapori con i benefici nutrizionali delle verdure, creando piatti confortanti e salutari perfetti come contorno o come piatto principale.

CAPITOLO 10: RICETTE GUSTOSE: I CARBOIDRATI SONO NOSTRI AMICI

PASTA INTEGRALE: SAPORI AUTENTICI

1. Pasta Integrale all'Arrabbiata:
- Ingredienti:
    - 250g di pasta integrale (penne o spaghetti)
    - 1 lattina di pomodori pelati
    - 2 spicchi d'aglio, tritati
    - 1 peperoncino rosso, tritato finemente (o fiocchi di peperoncino a piacere)
    - 3 cucchiai di olio d'oliva extravergine
    - Sale e pepe a piacere
    - Foglie di basilico fresco per guarnire
- Preparazione: Cuocere la pasta in acqua salata secondo le istruzioni.

In una padella, soffriggere l'aglio e il peperoncino nell'olio d'oliva. Aggiungere i pomodori pelati, schiacciandoli leggermente, sale e pepe. Lasciare sobbollire per 10-15 minuti. Scolare la pasta e unirla al sugo. Servire guarnita di basilico fresco.

2. Spaghetti Integrali con Pesto di Rucola e Noci:

- Ingredienti:
    - 250g di spaghetti integrali
    - 2 tazze di rucola
    - 1/2 tazza di noci, tostate
    - 1/2 tazza di parmigiano grattugiato
    - 2 spicchi d'aglio
    - 1/2 tazza di olio d'oliva extravergine
    - Sale e pepe a piacere
- Preparazione: Cuocere la pasta in acqua salata. Nel frullatore, combinare rucola, noci,

parmigiano, aglio, sale, pepe e olio d'oliva fino a ottenere un pesto omogeneo. Scolare la pasta e mescolarla con il pesto. Servire con ulteriore parmigiano se desiderato.

3. Pasta Integrale con Funghi e Spinaci:

- Ingredienti:
    - 250g di pasta integrale (fusilli o farfalle)
    - 2 tazze di funghi, affettati
    - 2 tazze di spinaci freschi
    - 1 spicchio d'aglio, tritato
    - 3 cucchiai di olio d'oliva extravergine
    - 1/4 tazza di vino bianco
    - Sale e pepe a piacere
    - Parmigiano grattugiato per guarnire
- Preparazione: Cuocere la pasta in acqua salata. In una padella, soffriggere l'aglio nell'olio, aggiungere i funghi e cuocere fino

a doratura. Aggiungere il vino e lasciare evaporare. Aggiungere gli spinaci fino a che non appassiscono. Condire con sale e pepe. Unire la pasta cotta al condimento e servire con parmigiano.

4. Pasta Integrale con Zucca e Ricotta Salata:

- Ingredienti:
    - 250g di pasta integrale (rigatoni o conchiglie)
    - 2 tazze di zucca, tagliata a cubetti
    - 1 cipolla, tritata
    - 2 cucchiai di olio d'oliva extravergine
    - 1/2 tazza di ricotta salata, sbriciolata
    - Sale e pepe a piacere
    - Foglie di salvia fresca per guarnire
- Preparazione: Cuocere la pasta in

acqua salata. In una padella, soffriggere la cipolla nell'olio, aggiungere la zucca e cuocere fino a che non è tenera. Condire con sale e pepe. Scolare la pasta e unirla alla zucca. Servire con ricotta salata sbriciolata e foglie di salvia fresca.

Queste ricette di pasta integrale combinano sapori autentici con la bontà dei carboidrati complessi, creando piatti deliziosi e salutari che soddisfano la fame e forniscono energia sostenuta.

RISOTTI RICCHI DI VERDURE

1. Risotto Primavera con Asparagi e Piselli:

- Ingredienti:
    - 1 tazza di riso Arborio
    - 2 tazze di asparagi, tagliati a pezzetti
    - 1 tazza di piselli freschi o surgelati
    - 1 cipolla piccola, tritata finemente
    - 4 tazze di brodo vegetale
    - 1/2 tazza di vino bianco
    - 2 cucchiai di olio d'oliva extravergine
    - 1/2 tazza di parmigiano grattugiato
    - Sale e pepe a piacere
- Preparazione: In una padella larga, soffriggere la cipolla nell'olio d'oliva. Aggiungere il riso e tostarlo leggermente. Versare il vino e lasciar evaporare.

Aggiungere gradualmente il brodo, mescolando frequentemente. A metà cottura, aggiungere gli asparagi e i piselli. Continuare la cottura fino a quando il riso è cremoso ma al dente. Aggiungere il parmigiano, sale e pepe.

2. Risotto con Zucca e Rosmarino:

- Ingredienti:
    - 1 tazza di riso Arborio
    - 2 tazze di zucca, tagliata a cubetti
    - 1 rametto di rosmarino fresco, tritato
    - 1 cipolla piccola, tritata finemente
    - 4 tazze di brodo vegetale
    - 1/2 tazza di vino bianco
    - 2 cucchiai di olio d'oliva extravergine
    - 1/2 tazza di parmigiano grattugiato

- Sale e pepe a piacere
- Preparazione: In una padella, soffriggere la cipolla e il rosmarino nell'olio. Aggiungere il riso e tostarlo. Versare il vino e lasciar evaporare. Aggiungere gradualmente il brodo, mescolando spesso. A metà cottura, incorporare la zucca. Continuare a cuocere fino a quando il riso è cremoso. Aggiustare di sale e pepe, e aggiungere il parmigiano.

3. Risotto ai Funghi e Timo:

- Ingredienti:
  - 1 tazza di riso Arborio
  - 2 tazze di funghi misti, affettati
  - 1 cucchiaio di timo fresco, tritato
  - 1 cipolla piccola, tritata finemente
  - 4 tazze di brodo vegetale

- 1/2 tazza di vino bianco
- 2 cucchiai di olio d'oliva extravergine
- 1/2 tazza di parmigiano grattugiato
- Sale e pepe a piacere
- Preparazione: In una padella, soffriggere i funghi e il timo nell'olio. Rimuoverli e metterli da parte. Nella stessa padella, soffriggere la cipolla, poi aggiungere il riso e tostarlo. Versare il vino, poi aggiungere gradualmente il brodo. A metà cottura, reincorporare i funghi. Cuocere fino a che il riso è cremoso. Condire con sale, pepe e parmigiano.

4. Risotto con Carciofi e Limone:

- Ingredienti:
  - 1 tazza di riso Arborio
  - 2 tazze di carciofi, puliti e tagliati a spicchi

- Scorza di 1 limone
- 1 cipolla piccola, tritata finemente
- 4 tazze di brodo vegetale
- 1/2 tazza di vino bianco
- 2 cucchiai di olio d'oliva extravergine
- 1/2 tazza di parmigiano grattugiato
- Sale e pepe a piacere
- Preparazione: Soffriggere la cipolla nell'olio, poi aggiungere il riso e tostarlo. Aggiungere il vino e lasciare evaporare. Gradualmente, aggiungere il brodo, mescolando costantemente. A metà cottura, inserire i carciofi e la scorza di limone. Continuare la cottura fino a quando il riso è cremoso. Aggiustare di sale, pepe e aggiungere il parmigiano.

Queste ricette di risotto offrono un approccio creativo e salutare all'utilizzo di

verdure fresche, combinando sapori classici
e innovativi per creare piatti gustosi e
nutrienti.

ZUPPE NUTRIENTI E RISCALDANTI

1. Zuppa di Lenticchie e Carote:

- Ingredienti:
    - 1 tazza di lenticchie verdi, sciacquate
    - 4 carote medie, pelate e tagliate a rondelle
    - 1 cipolla grande, tritata
    - 3 spicchi d'aglio, tritati
    - 4 tazze di brodo vegetale
    - 2 cucchiaini di cumino in polvere
    - 1 cucchiaino di coriandolo in polvere
    - Sale e pepe nero a piacere
    - 2 cucchiai di olio d'oliva
- Preparazione: In una pentola capiente, scaldare l'olio d'oliva e soffriggere cipolla e aglio fino a che non diventano traslucidi. Aggiungere carote, lenticchie, cumino, coriandolo, sale e pepe. Coprire con il brodo vegetale e

portare a ebollizione. Ridurre il fuoco e cuocere a fuoco lento fino a quando le lenticchie e le carote sono tenere.

2. Zuppa di Zucca e Zenzero:

- Ingredienti:
    - 1 zucca butternut di medie dimensioni, pelata e tagliata a cubetti
    - 1 cipolla grande, tritata
    - 1 pezzo di zenzero fresco (circa 2 cm), grattugiato
    - 4 tazze di brodo vegetale
    - 1/2 tazza di latte di cocco
    - Sale e pepe nero a piacere
    - 2 cucchiai di olio d'oliva
- Preparazione: In una pentola grande, scaldare l'olio e soffriggere la cipolla e lo zenzero fino a che non diventano morbidi. Aggiungere la zucca, coprire con il brodo e cuocere fino a che la zucca non è tenera. Frullare la

zuppa fino a ottenere una consistenza liscia, quindi riportarla nella pentola e mescolare con il latte di cocco. Aggiustare di sale e pepe.

3. Minestrone di Verdure e Orzo:

- Ingredienti:
    - 1/2 tazza di orzo perlato
    - 2 carote, tagliate a dadini
    - 2 coste di sedano, tagliate a dadini
    - 1 zucchina, tagliata a dadini
    - 1 cipolla, tritata
    - 3 spicchi d'aglio, tritati
    - 1 lattina di pomodori pelati
    - 4 tazze di brodo vegetale
    - 1 tazza di fagioli cannellini, sciacquati e sgocciolati
    - Sale e pepe a piacere
    - 2 cucchiai di olio d'oliva
    - Basilico fresco per guarnire
- Preparazione: In una pentola, scaldare l'olio e soffriggere

cipolla, carote, sedano e aglio. Aggiungere la zucchina e l'orzo, poi i pomodori e il brodo. Portare a ebollizione, ridurre il fuoco e cuocere fino a che l'orzo è tenero. Aggiungere i fagioli e cuocere per altri 5 minuti. Condire con sale e pepe e guarnire con basilico fresco.

4. Zuppa di Patate e Porri:

- Ingredienti:
    - 3 patate grandi, pelate e tagliate a cubetti
    - 2 porri, solo la parte bianca, tagliati a rondelle
    - 3 spicchi d'aglio, tritati
    - 4 tazze di brodo vegetale
    - 1/2 tazza di panna o alternativa vegetale
    - Sale e pepe a piacere
    - 2 cucchiai di olio d'oliva
- Preparazione: In una pentola, scaldare l'olio e soffriggere i porri

e l'aglio fino a che non diventano morbidi. Aggiungere le patate e il brodo, portare a ebollizione e poi ridurre il fuoco. Cuocere fino a quando le patate sono tenere. Frullare la zuppa fino a ottenere una consistenza cremosa, riportarla nella pentola e mescolare con la panna. Aggiustare di sale e pepe.

Ognuna di queste ricette di zuppe offre comfort e nutrimento, combinando verdure fresche e ingredienti sani per creare piatti caldi e appaganti, perfetti per ogni stagione.

QUINOA E ALTRI CEREALI ANTICHI

1. **Insalata di Quinoa con Pomodori e Avocado:**
   - Ingredienti:
     - 1 tazza di quinoa, sciacquata
     - 2 tazze di acqua
     - 1 tazza di pomodori ciliegia, tagliati a metà
     - 1 avocado, tagliato a cubetti
     - 1/2 tazza di mais
     - 1/4 tazza di cipolla rossa, tritata finemente
     - Per il dressing: succo di 1 lime, 3 cucchiai di olio d'oliva extravergine, 1 cucchiaino di miele, sale e pepe a piacere
   - Preparazione: Cuocere la quinoa in acqua bollente per circa 15 minuti o fino a quando non assorbe tutta l'acqua e si apre. Lasciar raffreddare. In una grande ciotola, unire la quinoa fredda, pomodori, avocado, mais e cipolla

rossa. Preparare il dressing mescolando succo di lime, olio, miele, sale e pepe, e versarlo sull'insalata. Mescolare bene prima di servire.

2. Farro con Verdure Arrostite e Feta:

- Ingredienti:
  - 1 tazza di farro, ammollato per almeno 2 ore
  - 2 tazze di acqua
  - 1 zucchina, tagliata a cubetti
  - 1 peperone rosso, tagliato a cubetti
  - 1 cipolla, tagliata a pezzi
  - 1/2 tazza di feta, sbriciolata
  - Olio d'oliva, sale e pepe a piacere
- Preparazione: Cuocere il farro in acqua bollente fino a quando non è tenero ma ancora al dente. Nel frattempo, arrostire le verdure con un po' d'olio, sale e pepe in forno a 200°C fino a quando non

sono dorate. Unire il farro cotto con le verdure arrostite e la feta. Servire tiepido o a temperatura ambiente.

3. Risotto di Amaranto con Funghi e Spinaci:

- Ingredienti:
    - 1 tazza di amaranto
    - 2 tazze di brodo vegetale
    - 2 tazze di funghi, affettati
    - 2 tazze di spinaci freschi
    - 1 cipolla piccola, tritata
    - 2 spicchi d'aglio, tritati
    - 1/2 tazza di parmigiano grattugiato
    - Olio d'oliva, sale e pepe a piacere
- Preparazione: In una pentola, soffriggere cipolla e aglio in olio d'oliva. Aggiungere l'amaranto e tostarlo leggermente. Versare il brodo vegetale e cuocere a fuoco lento fino a che l'amaranto non è

cremoso. Aggiungere i funghi e cuocere fino a che non sono teneri. Aggiungere gli spinaci e cuocere fino a che non appassiscono. Infine, aggiungere il parmigiano, sale e pepe.

4. Insalata Tiepida di Teff con Verdure Grigliate:

- Ingredienti:
    - 1 tazza di teff
    - 2 tazze di acqua
    - 1 melanzana, tagliata a fette
    - 1 zucchina, tagliata a fette
    - 1 peperone rosso, tagliato a strisce
    - Per il dressing: 3 cucchiai di olio d'oliva extravergine, 1 cucchiaio di aceto balsamico, 1 cucchiaino di senape di Dijon, sale e pepe a piacere
- Preparazione: Cuocere il teff in acqua bollente fino a quando non è tenero e ha assorbito tutta

l'acqua. Grigliare le verdure fino a che non sono tenere e leggermente carbonizzate. Unire il teff con le verdure grigliate. Preparare il dressing mescolando olio, aceto, senape, sale e pepe e versarlo sull'insalata. Mescolare bene e servire tiepido.

Queste ricette esaltano i sapori unici e le qualità nutritive di quinoa, farro, amaranto e teff, offrendo piatti gustosi e salutari che possono essere goduti in ogni occasione.

PIATTI A BASE DI PATATE DOLCI E ALTRI TUBERI

1. **Patate Dolci Arrosto con Erbe Aromatiche:**
   - Ingredienti:
     - 2 patate dolci grandi, pelate e tagliate a spicchi
     - 2 cucchiai di olio d'oliva extravergine
     - 1 cucchiaino di rosmarino fresco tritato
     - 1 cucchiaino di timo fresco tritato
     - Sale e pepe nero a piacere
   - Preparazione: Preriscaldare il forno a 200°C. In una ciotola grande, mescolare le patate dolci con l'olio d'oliva, il rosmarino, il timo, sale e pepe. Disporre le patate su una teglia in un unico strato. Arrostire in forno per circa 25-30 minuti, girandole a metà cottura, fino a quando sono

dorate e tenere.

2. **Purè di Topinambur con Aglio e Parmigiano:**
   - Ingredienti:
     - 500g di topinambur, pelati e tagliati a pezzi
     - 2 spicchi d'aglio, tritati
     - 1/4 tazza di latte o latte vegetale
     - 2 cucchiai di burro o alternativa vegetale
     - 1/4 tazza di parmigiano grattugiato
     - Sale e pepe a piacere
   - Preparazione: Cuocere il topinambur in acqua bollente salata fino a che non è molto tenero. Scolare e ridurre in purè. In una pentola, sciogliere il burro e soffriggere l'aglio fino a doratura. Aggiungere il purè di topinambur, il latte, il parmigiano, sale e pepe. Mescolare fino ad

ottenere una consistenza liscia e cremosa.

3. Tacos di Patate Dolci e Fagioli Neri:

- Ingredienti:
  - 2 patate dolci medie, tagliate a cubetti
  - 1 lattina di fagioli neri, sciacquati e sgocciolati
  - 1 cucchiaino di cumino in polvere
  - 1/2 cucchiaino di paprika affumicata
  - 8 tortillas di mais
  - Guacamole e salsa fresca per guarnire
  - Olio d'oliva, sale e pepe a piacere
- Preparazione: In una padella, cuocere le patate dolci con un po' d'olio, cumino, paprika, sale e pepe fino a che non sono tenere. Aggiungere i fagioli neri e cuocere per altri 5 minuti. Scaldare le

tortillas in una padella secca. Riempire ogni tortilla con il mix di patate dolci e fagioli, guacamole e salsa fresca.

4. Gratin di Patate Dolci e Pastinaca:

- Ingredienti:
    - 2 patate dolci medie, tagliate a fette sottili
    - 2 pastinache medie, tagliate a fette sottili
    - 1 tazza di panna o alternativa vegetale
    - 2 spicchi d'aglio, tritati
    - 1/2 tazza di parmigiano grattugiato
    - Sale e pepe a piacere
- Preparazione: Pre-riscaldare il forno a 180°C. In una pirofila, alternare strati di patate dolci e pastinaca. In una ciotola, mescolare la panna con l'aglio, il parmigiano, sale e pepe. Versare la miscela sulle verdure. Coprire

con carta alluminio e cuocere per 40 minuti. Rimuovere la carta alluminio e cuocere per altri 15 minuti fino a doratura.

Queste ricette esaltano il sapore naturale e la consistenza dei tuberi, trasformandoli in piatti versatili e nutrienti che possono essere gustati in qualsiasi occasione.

CAPITOLO 11: RICETTE GUSTOSE: IL POTERE DELLE PROTEINE IN OGNI SUA FORMA

PESCE E FRUTTI DI MARE: DELIZIE OMEGA3

1. Salmone al Forno con Crosta di Erbe:
- Ingredienti:
  - 4 filetti di salmone
  - 2 cucchiai di senape di Dijon
  - 1/4 tazza di pangrattato integrale
  - 1/4 tazza di erbe fresche tritate (prezzemolo, aneto, timo)
  - 2 cucchiai di olio d'oliva extravergine
  - Sale e pepe nero a piacere
- Preparazione: Preriscaldare il forno a 200°C. Condire i filetti di salmone con sale e pepe.

Spalmare un sottile strato di senape su ogni filetto. In una ciotola, mescolare il pangrattato con le erbe tritate e l'olio d'oliva. Pressare il mix di pangrattato sul salmone. Cuocere in forno per 12-15 minuti o fino a quando la crosta è dorata e il salmone è cotto.

2. Spiedini di Gamberi al Limone e Aglio:

- Ingredienti:
  - 500g di gamberi, sgusciati e puliti
  - 3 spicchi d'aglio, tritati
  - Il succo di 1 limone
  - 2 cucchiai di olio d'oliva extravergine
  - Sale e pepe a piacere
  - Stuzzicadenti o spiedini di legno
- Preparazione: In una ciotola, mescolare gamberi, aglio, succo di limone, olio, sale e pepe. Lasciar

marinare per 30 minuti. Infilzare i gamberi sugli spiedini. Cuocere su una griglia ben calda per 2-3 minuti per lato o fino a quando i gamberi diventano rosa e sono cotti.

3. Filetto di Branzino al Cartoccio con Verdure:

- Ingredienti:
    - 4 filetti di branzino
    - 2 zucchine, tagliate a fettine
    - 2 carote, tagliate a fettine
    - 1 limone, affettato
    - 4 fogli di carta da forno
    - Olio d'oliva, sale e pepe a piacere
- Preparazione: Pre-riscaldare il forno a 180°C. Su ogni foglio di carta da forno, disporre le fettine di zucchina e carota. Adagiare un filetto di branzino sopra le verdure, condire con sale, pepe e un filo d'olio. Aggiungere le fette

di limone sul pesce. Chiudere i cartocci sigillando i bordi. Cuocere in forno per 15-20 minuti.

4. Insalata di Polpo con Patate e Olive:

- Ingredienti:
    - 1 polpo di media grandezza, pulito
    - 4 patate medie, bollite e tagliate a cubetti
    - 1/2 tazza di olive nere, denocciolate
    - 1/4 tazza di prezzemolo fresco tritato
    - 3 cucchiai di olio d'oliva extravergine
    - 2 cucchiai di aceto di vino rosso
    - Sale e pepe a piacere
- Preparazione: Cuocere il polpo in acqua bollente salata fino a che è tenero. Tagliarlo a pezzi. In una ciotola, unire il polpo, le patate, le olive e il prezzemolo. Condire con

olio, aceto, sale e pepe. Mescolare bene e servire a temperatura ambiente o fredda.

Queste ricette offrono un'eccellente varietà di opzioni per gustare pesce e frutti di mare, sfruttando i benefici degli Omega-3 e fornendo pasti ricchi di proteine e sapori deliziosi.

POLLO E TACCHINO: VERSATILITÀ E LEGGEREZZA

1. Petto di Pollo al Limone e Rosmarino:

- Ingredienti:
    - 4 petti di pollo senza pelle
    - 2 limoni, uno spremuto e uno affettato
    - 2 rametti di rosmarino fresco, tritato
    - 2 spicchi d'aglio, tritati
    - 3 cucchiai di olio d'oliva extravergine
    - Sale e pepe a piacere
- Preparazione: In una ciotola, mescolare il succo di limone, l'aglio, il rosmarino, l'olio, il sale e il pepe. Marinare i petti di pollo in questa miscela per almeno 30 minuti. Cuocere il pollo in una padella a fuoco medio-alto fino a doratura su entrambi i lati. Aggiungere le fette di limone negli ultimi minuti di cottura. Servire

caldo.

2. Tacchino Ripieno di Quinoa e Verdure:

- Ingredienti:
    - 4 fette di petto di tacchino
    - 1 tazza di quinoa cotta
    - 1/2 tazza di spinaci tritati
    - 1/4 tazza di pomodori secchi, tritati
    - 1/4 tazza di pinoli tostati
    - Sale e pepe a piacere
    - Olio d'oliva per soffriggere
- Preparazione: Mescolare la quinoa cotta con gli spinaci, i pomodori secchi e i pinoli. Condire con sale e pepe. Adagiare un po' del ripieno su ogni fetta di tacchino, arrotolare e fissare con stuzzicadenti. In una padella, cuocere i rotoli di tacchino in olio d'oliva fino a doratura e cottura completa.

3. Insalata di Pollo con Avocado e

Pomodori:

- Ingredienti:
    - 2 petti di pollo grigliati e tagliati a strisce
    - 1 avocado maturo, tagliato a cubetti
    - 1 tazza di pomodori ciliegia, tagliati a metà
    - 1/4 tazza di cipolla rossa, tritata finemente
    - Per il dressing: succo di 1 lime, 3 cucchiai di olio d'oliva extravergine, 1 cucchiaino di miele, sale e pepe a piacere
- Preparazione: In una ciotola grande, unire il pollo, l'avocado, i pomodori e la cipolla rossa. Preparare il dressing mescolando il succo di lime, l'olio, il miele, sale e pepe, e versarlo sull'insalata. Mescolare bene prima di servire.

4. Tacchino al Curry con Latte di Cocco:

- Ingredienti:

- 500g di tacchino tagliato a cubetti
- 1 cipolla grande, tritata
- 2 spicchi d'aglio, tritati
- 2 cucchiaini di curry in polvere
- 1 lattina di latte di cocco
- 1 peperone rosso, tagliato a strisce
- Olio d'oliva, sale e pepe a piacere
- Preparazione: In una padella grande, soffriggere la cipolla e l'aglio in olio d'oliva. Aggiungere il tacchino e cuocere fino a doratura. Aggiungere il curry e mescolare bene. Versare il latte di cocco e aggiungere il peperone. Cuocere a fuoco lento fino a che il tacchino è tenero e il sugo si addensa. Condire con sale e pepe.

Queste ricette mostrano la versatilità e la leggerezza del pollo e del tacchino, trasformandoli in piatti gustosi e salutari, perfetti per pasti equilibrati e ricchi di proteine.

TOFU E SEITAN: ALTERNATIVA VEGETALE

1. **Tofu Saltato con Verdure e Salsa di Soia:**
   - Ingredienti:
     - 400g di tofu, drenato e tagliato a cubetti
     - 2 tazze di broccoli, tagliati in cimette
     - 1 peperone rosso, tagliato a strisce
     - 1 cipolla, tagliata a fettine
     - 2 spicchi d'aglio, tritati
     - 3 cucchiai di salsa di soia
     - 1 cucchiaio di olio di sesamo
     - 2 cucchiai di olio d'oliva
     - 1 cucchiaino di zenzero fresco grattugiato
     - Semi di sesamo per guarnire
   - Preparazione: In una padella, scaldare l'olio d'oliva e saltare il tofu fino a doratura. Toglierlo e metterlo da parte. Nella stessa padella, aggiungere un altro

cucchiaio d'olio e saltare la cipolla, l'aglio, il peperone e i broccoli. Aggiungere lo zenzero, la salsa di soia e l'olio di sesamo. Rimettere il tofu in padella, mescolare bene e cuocere per altri 2-3 minuti. Servire caldo, guarnito con semi di sesamo.

2. Seitan al Pepe con Patate Arrosto:

- Ingredienti:
    - 300g di seitan, tagliato a strisce
    - 4 patate medie, tagliate a cubetti
    - 1 cucchiaio di pepe nero in grani, schiacciato
    - 1/4 tazza di brodo vegetale
    - 2 cucchiai di olio d'oliva
    - Sale e pepe a piacere
    - Rosmarino fresco per guarnire
- Preparazione: Pre-riscaldare il forno a 200°C. Condire le patate

con sale, pepe e un cucchiaio d'olio d'oliva e cuocere fino a doratura. In una padella, scaldare l'olio rimanente e saltare il seitan con il pepe nero. Aggiungere il brodo vegetale e cuocere fino a che il liquido si riduce. Servire il seitan con le patate arrosto, guarnendo con rosmarino fresco.

3. Tofu Grigliato con Marinata di Erbe e Limone:

- Ingredienti:
  - 400g di tofu, drenato e tagliato in fette spesse
  - 2 limoni, il succo e la scorza grattugiata
  - 2 cucchiai di erbe fresche tritate (basilico, prezzemolo, timo)
  - 3 cucchiai di olio d'oliva
  - Sale e pepe a piacere
- Preparazione: In una ciotola, mescolare il succo e la scorza di

limone, le erbe, l'olio d'oliva, sale e pepe. Marinare il tofu in questa miscela per almeno 30 minuti. Grigliare il tofu su una griglia ben calda per 3-4 minuti per lato o fino a quando non si formano delle belle righe grigliate. Servire caldo.

4. Stufato di Seitan e Verdure:

- Ingredienti:
    - 300g di seitan, tagliato a pezzi
    - 1 tazza di carote, tagliate a rondelle
    - 1 tazza di patate, tagliate a cubetti
    - 1 cipolla, tritata
    - 2 spicchi d'aglio, tritati
    - 4 tazze di brodo vegetale
    - 1 cucchiaino di paprika affumicata
    - 2 cucchiai di olio d'oliva
    - Sale e pepe a piacere
- Preparazione: In una pentola,

scaldare l'olio d'oliva e soffriggere la cipolla e l'aglio. Aggiungere il seitan e rosolare. Aggiungere le carote, le patate, la paprika, sale e pepe. Coprire con il brodo vegetale e cuocere a fuoco lento fino a quando le verdure sono tenere.

Queste ricette offrono deliziose alternative vegetali ricche di proteine, ideali per chi cerca opzioni senza carne senza rinunciare al gusto e alla varietà.

UOVA: CREATIVITÀ IN CUCINA

1. Uova in Camicia su Letto di Spinaci Saltati:

- Ingredienti:
    - 4 uova grandi
    - 2 tazze di spinaci freschi
    - 1 spicchio d'aglio, tritato
    - 2 cucchiai di aceto bianco
    - 2 cucchiai di olio d'oliva extravergine
    - Sale e pepe a piacere
- Preparazione: Portare a ebollizione una pentola d'acqua con l'aceto. Rompere delicatamente un uovo in una tazza e versarlo nell'acqua bollente. Cuocere per 3-4 minuti. Ripetere con gli altri uova. In una padella, soffriggere l'aglio in olio d'oliva, aggiungere gli spinaci e cuocere fino a che non appassiscono. Condire con sale e pepe. Servire le uova in camicia

sopra gli spinaci saltati.

2. **Frittata di Verdure e Formaggio di Capra:**
   - Ingredienti:
     - 6 uova
     - 1 zucchina, tagliata a cubetti
     - 1 peperone rosso, tagliato a cubetti
     - 1/2 tazza di formaggio di capra, sbriciolato
     - 1/4 tazza di latte
     - 3 cucchiai di olio d'oliva
     - Sale e pepe a piacere
   - Preparazione: In una ciotola, sbattere le uova con il latte, sale e pepe. In una padella, soffriggere la zucchina e il peperone in olio d'oliva. Versare il mix di uova e cuocere a fuoco medio. Quando inizia a rapprendersi, cospargere con il formaggio di capra. Cuocere fino a che non è dorata sotto e rappresa sopra.

3. Omelette alle Erbe con Pomodorini:

- Ingredienti:
    - 3 uova
    - 1/2 tazza di pomodorini, tagliati a metà
    - 1/4 tazza di erbe fresche tritate (basilico, prezzemolo, erba cipollina)
    - 2 cucchiai di latte
    - 2 cucchiai di olio d'oliva o burro
    - Sale e pepe a piacere
- Preparazione: Sbattere le uova con il latte, le erbe, sale e pepe. In una padella, scaldare l'olio o il burro. Versare il mix di uova e cuocere a fuoco medio-basso. Quando inizia a rapprendersi, aggiungere i pomodorini. Ripiegare l'omelette e servire calda.

4. **Uova al Forno con Asparagi e Parmigiano:**
    - Ingredienti:
        - 4 uova
        - 1 mazzo di asparagi, puliti e tagliati
        - 1/2 tazza di parmigiano grattugiato
        - 1/4 tazza di panna
        - Olio d'oliva, sale e pepe a piacere
    - Preparazione: Preriscaldare il forno a 180°C. In una teglia da forno, disporre gli asparagi e cospargerli con un po' d'olio, sale e pepe. Cuocere per 10 minuti. Rompere le uova sopra gli asparagi, aggiungere la panna e cospargere con il parmigiano. Cuocere in forno per altri 10-15 minuti o fino a quando le uova sono cotte a piacere.

Queste ricette mostrano la versatilità delle uova, trasformandole in piatti creativi e gustosi che possono essere serviti a colazione, pranzo o cena.

LEGUMI: PROTEINE VEGETALI RICCHE DI GUSTO

1. Hummus di Ceci Classico:

- Ingredienti:
    - 1 lattina di ceci (400g), sciacquati e sgocciolati
    - 2 spicchi d'aglio, tritati
    - 1/4 tazza di tahini (pasta di sesamo)
    - Il succo di 1 limone
    - 2 cucchiai di olio d'oliva extravergine
    - Sale e pepe a piacere
    - Paprika e prezzemolo tritato per guarnire
- Preparazione: In un frullatore, unire ceci, aglio, tahini, succo di limone, olio, sale e pepe. Frullare fino ad ottenere una consistenza liscia e cremosa. Se necessario, aggiungere un po' d'acqua per raggiungere la consistenza desiderata. Servire l'hummus

guarnito con paprika, prezzemolo e un filo d'olio d'oliva.

2. Zuppa di Lenticchie Rosse e Carote:

- Ingredienti:
    - 1 tazza di lenticchie rosse, sciacquate
    - 4 carote medie, pelate e tagliate a rondelle
    - 1 cipolla grande, tritata
    - 3 spicchi d'aglio, tritati
    - 1 cucchiaino di cumino in polvere
    - 4 tazze di brodo vegetale
    - 2 cucchiai di olio d'oliva
    - Sale e pepe a piacere
- Preparazione: In una pentola capiente, scaldare l'olio d'oliva e soffriggere cipolla, aglio e carote fino a che non sono morbidi. Aggiungere le lenticchie, il cumino, il brodo, sale e pepe. Portare a ebollizione e poi ridurre il fuoco. Cuocere a fuoco lento per

circa 20 minuti o fino a quando le lenticchie sono tenere. Frullare la zuppa per una consistenza più cremosa, se desiderato.

3. Burger di Fagioli Neri e Quinoa:
- Ingredienti:
    - 1 lattina di fagioli neri (400g), sciacquati e sgocciolati
    - 1/2 tazza di quinoa cotta
    - 1/2 tazza di pangrattato integrale
    - 1 cipolla piccola, tritata finemente
    - 1 uovo (o sostituto vegetale per l'uovo)
    - 1 cucchiaino di paprika affumicata
    - Olio d'oliva per cottura
    - Sale e pepe a piacere
- Preparazione: Schiacciare i fagioli neri in una ciotola grande. Aggiungere la quinoa, il pangrattato, la cipolla, l'uovo, la

paprika, sale e pepe. Mescolare fino a ottenere un impasto omogeneo. Formare dei burger e cuocerli in una padella con olio d'oliva fino a doratura su entrambi i lati.

4. Insalata di Lenticchie Verdi, Feta e Pomodori:

- Ingredienti:
    - 1 tazza di lenticchie verdi, cotte
    - 1/2 tazza di feta, sbriciolata
    - 1 tazza di pomodori ciliegia, tagliati a metà
    - 1/4 tazza di cipolla rossa, tritata finemente
    - Per il dressing: 3 cucchiai di olio d'oliva extravergine, 1 cucchiaio di aceto balsamico, 1 cucchiaino di miele, sale e pepe a piacere
- Preparazione: In una ciotola grande, unire le lenticchie, la feta,

i pomodori e la cipolla rossa. Preparare il dressing mescolando l'olio, l'aceto, il miele, sale e pepe. Versare il dressing sull'insalata e mescolare bene. Servire fredda o a temperatura ambiente.

Queste ricette esaltano il sapore naturale e la consistenza dei legumi, trasformandoli in piatti creativi e deliziosi, perfetti per integrare proteine vegetali in una dieta equilibrata.

CAPITOLO 12: "RICETTE GUSTOSE: APERITIVI NON MANCATE ALL'APPELLO"

SPUNTINI CROCCANTI E SALUTARI

1. Chips di Cavolo Nero al Forno:
- Ingredienti:
  - 1 mazzo di cavolo nero, foglie strappate in pezzi grandi e gambo rimosso
  - 2 cucchiai di olio d'oliva extravergine
  - Sale e pepe a piacere
  - 1 cucchiaino di paprika affumicata (opzionale)
- Preparazione: Preriscaldare il forno a 150°C. In una ciotola, mescolare il cavolo nero con l'olio, il sale, il pepe e la paprika. Disporre le foglie su una teglia foderata con carta da forno in un

singolo strato. Cuocere per circa 20-25 minuti o fino a che diventano croccanti, girandole a metà cottura.

2. Bastoncini di Carote al Cumino:

- Ingredienti:
    - 4 carote grandi, tagliate a bastoncini
    - 2 cucchiai di olio d'oliva extravergine
    - 1 cucchiaino di cumino in polvere
    - Sale e pepe a piacere
- Preparazione: Preriscaldare il forno a 180°C. In una ciotola, condire i bastoncini di carota con olio, cumino, sale e pepe. Disporli su una teglia e cuocere per 25-30 minuti o fino a quando sono teneri e leggermente caramellati.

3. Ceci Arrostiti Speziati:

- Ingredienti:

- 1 lattina di ceci (400g), sciacquati, sgocciolati e asciugati
- 2 cucchiai di olio d'oliva extravergine
- 1 cucchiaino di paprika affumicata
- 1/2 cucchiaino di coriandolo in polvere
- Sale e pepe a piacere
- Preparazione: Preriscaldare il forno a 200°C. In una ciotola, mescolare i ceci con l'olio, la paprika, il coriandolo, sale e pepe. Stendere i ceci su una teglia in un singolo strato e cuocere per 20-25 minuti, finché non sono croccanti e dorati.

4. Edamame al Sesamo:

- Ingredienti:
  - 2 tazze di edamame (fagioli di soia) surgelati, già sgusciati

- 2 cucchiai di olio di sesamo
- 1 cucchiaino di sale marino grosso
- 1 cucchiaino di semi di sesamo tostati
- Preparazione: Cuocere l'edamame in acqua bollente salata per 5 minuti o fino a che non sono teneri. Scolarli e mescolarli con l'olio di sesamo, il sale marino e i semi di sesamo. Servire caldi o a temperatura ambiente.

Queste ricette di spuntini croccanti e salutari sono perfette per un aperitivo gustoso e leggero, ideali per chi cerca opzioni sane ma soddisfacenti.

BRUSCHETTE E CROSTINI CON TOPPING ANTINFIAMMATORI

1. **Bruschette con Avocado e Pomodorini:**
   - Ingredienti:
     - 1 baguette integrale, tagliata a fette
     - 2 avocado maturi, schiacciati
     - 1 tazza di pomodorini, tagliati a metà
     - 1 spicchio d'aglio, tritato
     - Succo di 1 lime
     - Olio d'oliva extravergine
     - Sale e pepe a piacere
     - Foglie di basilico fresco per guarnire
   - Preparazione: Tostare le fette di baguette. In una ciotola, mescolare l'avocado schiacciato con il succo di lime, sale e pepe. Stendere l'avocado sulle fette di baguette tostate. Top con i pomodorini, un filo d'olio d'oliva,

aglio tritato e guarnire con basilico fresco.

2. Crostini di Barbabietola e Caprino:

- Ingredienti:
    - 1 baguette integrale, tagliata a fette
    - 2 barbabietole medie, cotte e tagliate a fettine
    - 150g di formaggio di capra
    - Olio d'oliva extravergine
    - Sale e pepe a piacere
    - Miele per guarnire
    - Timo fresco o erba cipollina tritata per guarnire
- Preparazione: Tostare le fette di baguette. Spalmare ogni fetta con il formaggio di capra. Aggiungere le fettine di barbabietola. Condire con sale, pepe e un filo d'olio d'oliva. Guarnire con un filo di miele e timo o erba cipollina.

3. Bruschette con Hummus e Peperoni

Arrostiti:

- Ingredienti:
    - 1 baguette integrale, tagliata a fette
    - 1 tazza di hummus
    - 1 peperone rosso, arrostito e tagliato a strisce
    - 1 spicchio d'aglio, tritato
    - Olio d'oliva extravergine
    - Sale e pepe a piacere
    - Semi di sesamo per guarnire
- Preparazione: Tostare le fette di baguette. Spalmare ogni fetta con hummus. Top con le strisce di peperone arrostito. Condire con sale, pepe e un filo d'olio d'oliva. Guarnire con semi di sesamo e aglio tritato.

4. Crostini con Ricotta e Zucchine Grigliate:

- Ingredienti:
    - 1 baguette integrale, tagliata a fette

- 250g di ricotta fresca
- 2 zucchine, tagliate a fettine lunghe e grigliate
- Olio d'oliva extravergine
- Sale e pepe a piacere
- Scorza di limone grattugiata per guarnire
- Menta fresca tritata per guarnire
- Preparazione: Tostare le fette di baguette. Spalmare ogni fetta con ricotta. Top con le fettine di zucchine grigliate. Condire con sale, pepe e un filo d'olio d'oliva. Guarnire con scorza di limone grattugiata e menta fresca tritata.

Queste ricette di bruschette e crostini con topping antinfiammatori offrono una deliziosa combinazione di sapori e texture, perfette per un aperitivo salutare o come antipasto in un pasto più elaborato.

DIP E SALSE A BASE DI VERDURE

1. Dip di Melanzane alla Mediterranea (Baba Ganoush):

- Ingredienti:
    - 2 melanzane grandi
    - 2 spicchi d'aglio, tritati
    - 2 cucchiai di tahini (pasta di sesamo)
    - Il succo di 1 limone
    - 2 cucchiai di olio d'oliva extravergine
    - Sale e pepe a piacere
    - Prezzemolo fresco tritato per guarnire
- Preparazione: Arrostire le melanzane in forno a 200°C fino a che la pelle non diventa nera e la polpa morbida. Sbucciare e schiacciare la polpa. In una ciotola, unire la polpa di melanzana, tahini, aglio, succo di limone, olio, sale e pepe. Frullare fino ad ottenere una consistenza

liscia. Servire guarnito con prezzemolo.

2. Salsa di Peperoni Rossi Arrostiti:

- Ingredienti:
  - 3 peperoni rossi, arrostiti e pelati
  - 1 spicchio d'aglio
  - 2 cucchiai di olio d'oliva extravergine
  - 1 cucchiaino di aceto di vino rosso
  - Sale e pepe a piacere
- Preparazione: In un frullatore, unire i peperoni rossi, l'aglio, l'olio d'oliva e l'aceto. Frullare fino ad ottenere una salsa liscia. Condire con sale e pepe. Questa salsa è perfetta come accompagnamento per crostini o verdure crude.

3. Dip di Carote e Zenzero:

- Ingredienti:
  - 4 carote medie, cotte e

tagliate a pezzi
  - 1 pezzo di zenzero fresco (circa 2 cm), grattugiato
  - 1 spicchio d'aglio
  - 2 cucchiai di olio d'oliva extravergine
  - 1 cucchiaio di succo di limone
  - Sale e pepe a piacere
- Preparazione: In un frullatore, unire le carote, lo zenzero, l'aglio, l'olio d'oliva e il succo di limone. Frullare fino a ottenere una consistenza cremosa. Condire con sale e pepe. Servire come dip per verdure fresche o crackers integrali.

4. Salsa Verde con Avocado e Coriandolo:

- Ingredienti:
  - 1 avocado maturo
  - 1 mazzetto di coriandolo fresco

- 1 spicchio d'aglio
- 1 peperoncino verde (opzionale)
- Il succo di 1 lime
- 2 cucchiai di olio d'oliva extravergine
- Sale a piacere
- Preparazione: In un frullatore, unire l'avocado, il coriandolo, l'aglio, il peperoncino (se utilizzato), il succo di lime e l'olio. Frullare fino ad ottenere una salsa liscia e omogenea. Aggiustare di sale. Questa salsa verde è ideale per accompagnare tacos, nachos o come condimento per insalate.

Queste ricette di dip e salse a base di verdure offrono gustose alternative per accompagnare snack e antipasti, unendo il piacere di gusti ricchi e autentici alla salubrità degli ingredienti vegetali.

STUZZICHINI PROTEICI LEGGERI

1. Spiedini di Pollo e Ananas alla Griglia:

- Ingredienti:
    - 2 petti di pollo, tagliati a cubetti
    - 1 ananas, tagliato a cubetti
    - 2 cucchiai di salsa di soia
    - 1 cucchiaio di miele
    - 1 cucchiaino di zenzero fresco grattugiato
    - Olio d'oliva per pennellare
    - Spiedini di legno o metallo
- Preparazione: In una ciotola, mescolare la salsa di soia, il miele e lo zenzero. Marinare i cubetti di pollo in questa miscela per almeno 30 minuti. Infilarli sugli spiedini, alternandoli con i cubetti di ananas. Grigliare gli spiedini, pennellando con olio d'oliva, fino a che il pollo è cotto e l'ananas è leggermente caramellato.

2. Mini Frittate di Spinaci e Feta in Muffin:

- Ingredienti:
    - 6 uova
    - 1 tazza di spinaci freschi, tritati
    - 1/2 tazza di feta, sbriciolata
    - Sale e pepe a piacere
    - Olio d'oliva o spray da cucina per ungere
- Preparazione: Preriscaldare il forno a 180°C. Sbattere le uova in una ciotola e aggiungere gli spinaci, la feta, il sale e il pepe. Ungere una teglia per muffin e versare il composto nelle cavità. Cuocere per 15-20 minuti o fino a che le frittate sono gonfie e dorate.

3. Sticks di Tofu Marinato e Grigliato:

- Ingredienti:
    - 400g di tofu, tagliato a bastoncini

- 3 cucchiai di salsa di soia
- 2 cucchiai di aceto di riso
- 1 cucchiaio di olio di sesamo
- 1 cucchiaino di aglio in polvere
- Semi di sesamo per guarnire

- Preparazione: Marinare i bastoncini di tofu nella salsa di soia, aceto di riso, olio di sesamo e aglio in polvere per almeno 1 ora. Grigliare il tofu fino a che non diventa dorato e croccante su tutti i lati. Guarnire con semi di sesamo prima di servire.

4. Involtini di Tacchino con Crema di Avocado:

- Ingredienti:
    - Fettine sottili di petto di tacchino
    - 1 avocado maturo, schiacciato
    - 1 cucchiaio di succo di limone

- Sale e pepe a piacere
  - Erba cipollina fresca per legare gli involtini
- Preparazione: Mescolare l'avocado schiacciato con il succo di limone, sale e pepe. Spalmare un sottile strato di crema di avocado su ogni fettina di tacchino. Arrotolare le fettine formando degli involtini e legarli con un filo di erba cipollina. Servire freddi o a temperatura ambiente.

Questi stuzzichini proteici leggeri sono perfetti per un aperitivo o come snack salutare, offrendo una varietà di sapori e consistenze, oltre a un ottimo apporto di proteine.

BEVANDE RINFRESCANTI E INFUSI NATURALI

1. Acqua Detox al Cetriolo e Menta:

- Ingredienti:
    - 1 litro di acqua
    - 1 cetriolo, tagliato a fette sottili
    - 10 foglie di menta fresca
    - Il succo di 1 lime
- Preparazione: In una caraffa, combinare l'acqua, le fette di cetriolo, le foglie di menta e il succo di lime. Mescolare bene e lasciare in infusione in frigorifero per almeno 1 ora prima di servire. Questa bevanda è rinfrescante e perfetta per idratare il corpo in modo naturale.

2. Tè Freddo alla Pesca con Zenzero:

- Ingredienti:
    - 4 bustine di tè nero
    - 2 pesche mature, tagliate a

fette

- 1 pezzo di zenzero fresco (circa 5 cm), affettato
- 1 litro di acqua
- Miele o sciroppo d'acero a piacere

- Preparazione: Portare l'acqua a ebollizione e versarla su zenzero e bustine di tè. Lasciare in infusione per 5 minuti. Rimuovere le bustine di tè e lasciar raffreddare. Aggiungere le fette di pesca e dolcificare a piacere. Mettere in frigorifero per almeno 2 ore. Servire freddo con cubetti di ghiaccio.

3. Limonata di Anguria e Basilico:

- Ingredienti:
  - 1/2 anguria, tagliata a pezzi e privata dei semi
  - Il succo di 4 limoni
  - 1 manciata di foglie di basilico fresco

- Acqua frizzante
- Dolcificante a piacere (zucchero, miele, sciroppo d'acero)
- Preparazione: Frullare l'anguria fino a ottenere un succo liscio. Filtrare per rimuovere la polpa. In una caraffa, combinare il succo di anguria, il succo di limone e il dolcificante. Aggiungere le foglie di basilico e mescolare. Raffreddare in frigorifero e servire con acqua frizzante.

4. Infuso di Camomilla e Lavanda:

- Ingredienti:
  - 2 cucchiai di fiori di camomilla secchi
  - 1 cucchiaino di fiori di lavanda secchi
  - 1 litro di acqua
  - Miele o sciroppo d'acero a piacere
- Preparazione: Portare l'acqua a

ebollizione. Aggiungere camomilla e lavanda a un infusore o direttamente nell'acqua. Lasciare in infusione per 5-10 minuti. Filtrare e dolcificare a piacere. Può essere servito caldo o lasciato raffreddare e servito freddo con ghiaccio.

Queste bevande rinfrescanti e infusi naturali sono ideali per idratare il corpo e godere dei benefici delle erbe e dei frutti naturali. Sono perfette per tutte le stagioni, offrendo opzioni salutari per dissetarsi in modo delizioso.

Se pensi che questo libro ti sia piaciuto e ti abbia aiutato ti chiedo solo di dedicare pochi secondi a lasciare una breve recensione su Amazon!

Grazie,

MARTA FLORES